知识生产的原创基地

颉腾文化

JIE TENG CULTURE

U0213259

K now Y ourself

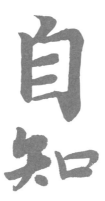

朱建军◎著

中国广播影视出版社

图书在版编目（CIP）数据

自知 / 朱建军著 . -- 北京：中国广播影视出版社，
2022.1

ISBN 978-7-5043-8731-8

Ⅰ . ①自 … Ⅱ . ①朱 … Ⅲ . ①精 神 疗 法 Ⅳ .
① R749.055

中国版本图书馆 CIP 数据核字 (2021) 第 251018 号

自知

朱建军　著

策　　划	颉腾文化	
责任编辑	李潇潇	
责任校对	张　哲	

出版发行	中国广播影视出版社	
电　　话	010-86093580　010-86093583	
社　　址	北京市西城区真武庙二条 9 号	
邮　　编	100045	
网　　址	www.crtp.com.cn	
电子信箱	crtp8@sina.com	

经　　销	全国各地新华书店
印　　刷	三河市中晟雅豪印务有限公司

开　　本	880 毫米 × 1230 毫米　1/32
字　　数	206（千）字
印　　张	10.25
版　　次	2022 年 1 月第 1 版　2022 年 1 月第 1 次印刷

书　　号	ISBN 978-7-5043-8731-8
定　　价	69.00 元

"……继续想象,你走着走着,在前面看到一座房子,这是什么样的房子?"心理咨询师问。

"一座小平房,房顶上有一个烟囱。"来访者——一个 11 岁男孩子回答。

这个男孩在一个月前,突然出现行为异常,整天发呆,学习成绩下降。父母不知道为什么,因为在这一段时间,他并没有遇到什么心理上的刺激事件。问他,他说没有什么。于是父母只好找心理咨询师,而咨询师问他,他也说没有什么。

后来他的父母找到我,我问他,他还是说没有什么,而观察他后我发现,他显然有一点异常。他的眼睛不像同龄人那样活泼,像有什么心事似的。于是我决定采用心理咨询和治疗方法——意象对话。先让他想象一座房子。

"房子开着门吗?"我问。

"开着。"男孩子说。

"那么你进去，看看在房子里面有什么?""有一个壁炉。"男孩子说。

"还有呢?"

"还有，真奇怪，我看到一条蛇在半空扭动。"

"还有呢?"

"屋子里有一张写字台，上面有一盏台灯，写字台和台灯都落满了尘土。在写字台下面的墙上有一个洞。"

"哦!"

"我进入这个洞，发现在半空有一把刀或者一支蜡烛。"

"半空里为什么会有刀和蜡烛?"我问。

"我想，大概是有一个隐身人拿着刀或蜡烛吧。"

……

看起来仿佛不知所云，像是睁着眼睛在说梦话。但是在心理学家，特别是受过心理动力学训练的心理学家看来，梦都是有意义的。同样，这些想象出来的意象也都有具体意义。

精神分析的创始人弗洛伊德指出，在梦里的形象都有象征意义，每个形象的意义是不固定的，如刀，它可以代表武器象征战斗，也可以象征男性性器官，因为它的形状和男性性器官相似，而且也可以插进体内。

在想象中也是一样，刀、蜡烛、蛇、烟囱等意象都有象征意义，而且我发现，虽然刀的意义可以是战斗也可以是男性性器官，但是在这里它很可能就是性器官。我的理由是，蜡烛、蛇、烟囱等意象都可以用来表示男性性器官。所有这些可以表示男性性器官的意象一起出现，还能有什么其他意义呢？

更何况蛇是在半空出现，刀和蜡烛也一样，半空正是男性性器官所在的高度。

男性性器官是用这些表示，女性性器官是用什么呢？弗洛伊德指出，一般来说，包、盒子、壁炉、洞等可以代表女性性器官。

壁炉在男孩子的想象中已经出现了。洞是出现在写字台的两条腿之间。

"这个隐形人用刀想做什么？"我问。

"在洞里有一个盒子，他想用刀把盒子撬开。"男孩子说。

"盒子里面有什么？"我问。

"大概是毒品吧。"男孩子说。

我们清楚地看到了一个男孩子对性的理解，而且知道他对性的态度，他认为性仿佛"毒品"。

"那不是毒品，只是一种食品。"我说。

"是吗？"

"但是年纪小的人吃了是有害的。"我强调说。

"是吗？"

……

"我知道了。它不是毒品，但是年纪小不能吃。"男孩子继续想象说，"我回到写字台前，写字台的抽屉中有一些资料，是关于那种食品的资料。"

"你可以看看这些资料。"我说。

……

"我不看了，我看到在写字台上有一台电脑，我要使用电脑了……电脑中有许多知识……"

男孩子开始做关于电脑的想象。

这就是用意象对话做心理咨询的过程，看起来像两个人一起说梦话，但是在这个例子中，一次这样的梦话聊天后，男孩子的"发呆"就大大减少，男孩子对学习也开始恢复兴趣。

男孩子的母亲想知道我和孩子谈了什么，为什么这样有效。我没有和她讲，很多话我是要替来访者保密的。即使我把我们的谈话原原本本告诉他母亲，恐怕她也不会理解，这样说一通"胡话"为什么就治疗了她的孩子的心理问题。我倒是在他的母亲那里得到了一个消息，在一个月前，孩子听其他孩子说过，在以后的生理卫生课本上有生殖器的图片。所以我确信我的判断正确，孩子的发呆是在想关于性的问题，而我的话已经解除了他对性的一些疑惑，我已经告诉了他："这是食品，不是毒品"（性不是邪恶的）"小孩子不可以吃""你可以看'食品'的资料"。

小男孩可能知道这些话的象征意义，也可能不知道，也可能他是把这次咨询中做的这些想象只看作一个游戏，但是他内心中的一个地方知道我的意思，很清楚地知道。

意象对话技术是笔者发明的一种心理咨询和治疗的技术，它的基本特点就是在这个过程中，心理咨询师和来访者一起使用意象，靠这些意象的象征意义来相互交流。这个交流方式是比较奇特的，但是它有非常好的一个作用。它可以让心理咨询师直接进入来访者的潜意识区域或心理的深层，还可以直接作用于来访者的心理深层。我已经用这种技术做过很多心理咨询和治疗，效果很好。我也让其他心理咨询师使用过这样的方法，他们也都感到这个方法有独特的优点。

心理学家的研究方法各有不同。在我看来，一个心理学家，特别是一个心理咨询和治疗的研究者，如果只是"观察、记录、测量别人的行为"，这是不够的，必须要体验，体验心理的奥秘。假设有一种外星人是没有性别的，他打算研究一些人类的"爱情"，他可以记录某个男人恋爱时的心跳变化、毛细血管的变化、这个男人见到自己心中的她的时候言语数量的变化，但是他永远也不能真的知道什么是爱情。幸而是人，所以我们可以有另一种了解爱情的方式，那就是爱一次。还有，就是设身处地体会一个恋爱者的心，就是"共情"。我崇尚这样的研究，所以我的心理咨询研究，完全不同于建筑工人按部就班地建造楼房，却很像一个探险家到一个陌生的国度去探险——到心灵国度的探险，谁也不知道你将发现什么。你所能做的，就是勇敢地探索，保持机敏和头脑的清醒，睁大你的眼睛……然后你就渐渐找到了一条道路，你就发现了心里的一些奥秘。这是一个很有趣的旅程。然后你就可以回来，回到大家中间，把你看到的告诉大家。意象对话技术就是我回来后告诉大家我所发现的一条道路。本书在性质上应该是一本学术著作，但是在我的心目中更像是一本游记，是我和我的一些心理学同行在"心灵"这个最神秘国度的探险过程的游记。

本书不仅仅是给心理学专业人士看的，我也希望对人、对人的精神世界有兴趣的人能从这本书中有所收获。心灵的领域浩瀚无比，远不是大海和星空可以比拟的。了解人的心灵，比登上月球更为困难。虽然困难，我们还是必须不断探索自己的心灵。因为几个世纪的人类发展告诉我们，仅有科学带来的物质上的成就不足以给人类带来幸福。

如果人们的心灵没有进步，人类还是那么贪婪，还是充满仇恨，还是那么不明智，那么物质上的成就反而会加剧人类的危机——贪婪地索取破坏了自然界，武力竞赛是悬在人类头顶上的利剑……只有更了解心灵，才能知道什么是人真正需要的，才能知道如何减少贪婪、仇恨和不明智的行为。更重要的是，了解自己的心灵是最幸福的事情。我深爱探索心灵，从中获益匪浅。记得《萤窗异草》中有一个傻书生，连男女之事都不懂。后来经人指点，才知道了鱼水之欢是怎么一回事。一经尝试，觉得真的太好了，于是就和别人大谈云雨之乐，全然不顾忌是不是应该对别人说，会不会被人笑话。我很理解他，他因为太快乐、太新奇，忍不住要告诉别人。在意象对话中，我看到很多新奇的东西，其中之乐，有甚于云雨者。或许我也是一个痴人，忍不住要写下这些。

望读者不要笑我。

自知

自知

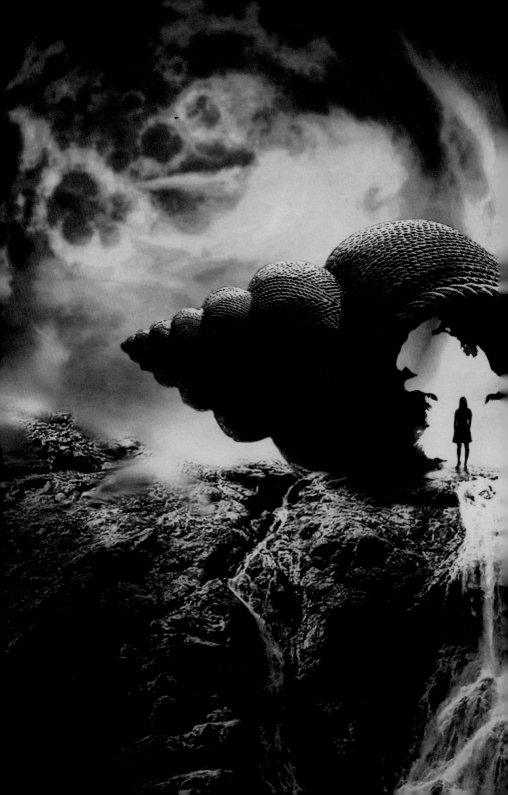

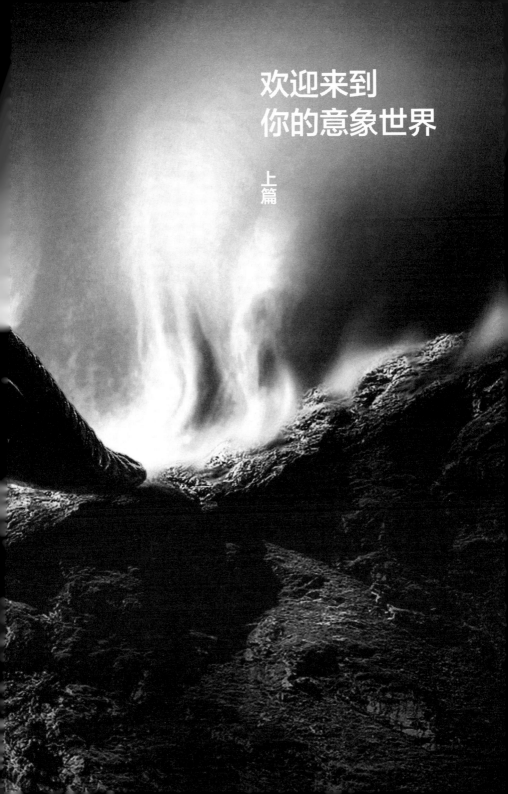

欢迎来到
你的意象世界

上篇

小时候读一些外国小说，在前面都有一个"人物介绍"，介绍书中将要出现的人物。意象对话心理治疗技术是本书的"主人公"，所以这里也要介绍一下它是如何"出生的"。

我在一开始学习心理学时，对精神分析理论非常感兴趣，特别是在研究释梦技术时，兴味盎然。先是在研究生宿舍中，天天早晨起来和舍友互相分析梦，后来就分析其他人的梦。后是痴迷于精神分析和新精神分析的各位大师的著作。荣格、弗洛姆、阿德勒、霍尔奈等都是我景仰的人物。因为言必称弗洛伊德，被同学取绰号"朱洛伊德"。后来想起来，这种对待弗洛伊德的态度，像是把弗洛伊德当作精神上的父亲。而这对我很有益处，潜移默化中，内化了弗洛伊德的一些东西。当然，除了精神分析，其他心理学流派的东西也很吸引我，如人本主义心理学的诸位大师的作品，还有一本书是法国人类学家的《原始思维》，对我的影响也很大。毕业后，做心理学教学和心理咨询，经常使用释梦的方法，使用得多就比较熟练了。

不过在梦的理论观点上，我越来越远离弗洛伊德的思想。弗洛伊德的基本思想是：梦是为了满足愿望，而这些愿望是平时被压抑的愿望，主要是性的欲望。他认为梦之所以表面意义和实际意义不同，归根结底是一种"伪装"。例如，要把性的欲望伪装成和性没有关系的内容。而我做释梦越多，越感到这种解释不完全正确。我更认同荣格的观点，认为梦不是在伪装，而是在揭示。荣格认为，在潜意识中，心灵仿佛一个"活在我们心中的原始人"，"他"有自己独特的认知和表达方式。"他"不是要伪装，而是用梦来启发我们。我渐渐坚定了一个观点：梦、艺术家的形象思维、精神病人的思维、催眠状态下的一些心理活动等都是人格中的另一种认知方式的表现，这是一种象征性的原始思维。

新思想的发展过程如同一棵树的成长，先是有一粒种子，然后，树根伸向四面八方，在每个地方都吸收到养分，于是这个思想就越来越强壮。思想是有自己的生命的，它自己吸收那些会加强它的东西，把它们融汇到自己的体系中。而我们的头脑仿佛一块土地，是思想生长的地方。

在关于梦和其他一些心理是人格中的另一种认知方式这个思想的成长过程中就吸收了很多人的思想。例如，有美国心理学家阿瑞提的《创造的秘密》一书的影响，还有东方思想的影响。我生长在东方，对道家和佛家的观点极为推崇，在年龄渐长后，也渐渐发现儒家也一样非常伟大。这些东方的文化思想当然也给了我丰富的精神营养。

这个思想逐渐长大后，我受这个思想驱使，就想要做一些具体的研究。有一个研究可以说和意象对话技术的出现是关系最大的。当时我想到其他流派的心理学家批评精神分析的研究客观性不够，如释梦，你说梦中经常会用枪、刀等尖锐的武器象征男性性器，用书包、背包或其他包象征女性性器，但是有什么根据？仅仅是自圆其说，这是不够的。就算梦者认可你的解释，也不足以保证你释梦正确。更何况有时梦者会有阻抗，就算你说对了也不承认。假设在催眠状态下的想象和梦这两者都是同一个认知方式的表现，也就是弗洛伊德称为"原发过程"的表现，于是我做了一个研究：把一些人催眠，然后给他们一些词，让他们把这些词保持在脑子中，然后我暗示说，他们会"看到一些形象"。假设这些形象应该正是梦中用来象征这些词的形象。然后我让另外的催眠状态中的人把这些意象转换为词语，这也就仿佛是释梦。梦仿佛是一种潜意识中的语言，而释梦就是把它翻译为日常语言。怎么可以证明这个翻译是正确的呢？就是把它回译为梦所用的"语言"。如果这个假设是正确的，在催眠中由一个词产生一个形象，另一个人转换这个形象为一个词之后，意义应该和原来的词相似。我的第一次研究样本很小，但是结果是肯定性的。这让我知道催眠状态下想象出来的意象和梦是同质的，我可以用同样的方法看待它们。

催眠很费时间，于是我尝试着只做浅催眠甚至不催眠，只是让来访者自由放松地想象，看想象出来的意象是不是和催眠、梦中的意象是同质的，结果恰如我的预想一样。

于是，我觉得我不必要释梦了。释梦有很多局限，首先是来访者要记得梦，我才可以为他解释，而现在这完全不必要，只要让来访者想象出一个意象，我就可以做解释，对这个意象的解释和释梦一样，可以揭示出他的内心活动。而且，我还可以参与到对方的这个"清醒的梦"中，修改他的这个梦。梦中的行为是他心理活动的象征，改变了这个行为也就可以改变他的心理，这样，就可以做一种治疗。

于是我尝试着做治疗，因为这个治疗的过程中，来访者描述的是他的意象，我不会像释梦一样分析他的意象，我只是说另外一个意象，让他去想象。我们的对话都是围绕着意象进行的，仿佛我们在用意象作对话。因此，我称这个方法为"意象对话技术"。

1990 年，我开始使用这个技术，先是偶尔使用，后来多一些。一试之下，我发现这个方法真的很奇妙。说话的时候，人们有千百种方法欺骗和掩饰，要知道他们内心真实的感受太不容易了，而用意象对话技术时，他们的内心感受简直是摆在面前让我看。而且，在我解释一个梦的时候，对方也许会不承认，特别是当他们的欲望不道德的时候。而在做意象对话时，我不解释，只是直接指导他想象，对方不会感到任何尴尬。所以效果很好，比一般的治疗速度大大加快。来访者有时感觉像是一个游戏，也特别容易有兴趣。

1995 年以后，我把这个技术用在自己身上，做了很多实验，也向其他心理咨询者和心理医生介绍了这个技术。经过二十多年的发展，现在我很高兴地看到，意象对话技术已经成为一种具有影响力的心理流派，在心理咨询与治疗、传统文化传承，以及社会服务等多个领域发挥着作用——从一颗小种子长成了大树。

自知

第一章
意象和原始认知

—————╲

本书中的意象译自英语 imagery。在英语中 imagery 有"某一个不实际存在的事物的心理图画"的含义。举个例子，如果当时有一条蛇在面前，那就叫"知觉"；如果面前实际没有蛇，而我们的心里想象出了一条蛇的图像，就是 imagery。

在心理学著作中，imagery 的中文翻译并不统一。大多数普通心理学著作中译为"表象"，也有人译为"意象"。[1] 尽管用词不同，但是对它的定义是基本一致的：指大脑对不在眼前的事物的形象的反映。"意象"一词，也可以表示其他感觉的心理"形象"，如听觉意象、体觉意象、触觉意象、嗅觉意象、味觉意象等。[2]

不过仔细分析，imagery 可以分为两种：一种只是外界事物的图解，如一个小孩没有见过蛇，问我蛇是什么样子的动物，我就会在自己脑子里想象出一条蛇的形象，这种图解性的形象叫作"表象"比较合适。而想象出的形象还有另一种，那是有象征意义的。例如，你在梦里梦见了一条蛇，这条蛇的意义往往并不是仅仅代表草地里一种没有脚的爬行动物，它会有其他的意义。也许它代表的是你生活中的一个阴险的小人；也许它代表的是一个男人的性欲望——因为蛇的形状很像男性生殖器，所以梦里经常会用它代表性；也许它代表的是直觉。有这种象征性的，称为意象更为恰当。

意象是有象征性的，也就是说，它可以表达意义，而且这个意义不是这个形象直接的意义。用这种象征性的方式，意象可以反映人意识中或潜意识中的心理活动。精神分析学派最早发现了这个现象，弗洛伊德从梦这种特殊的意象开始研究，发现梦里的意象和人潜意识中的心理活动息息相关。所以一个人梦见蛇，很有可能和蛇这种动物没有关系，而是反映了梦者在想一些和性有关的问题。以后心理学家发现，不仅是梦，其他意象也可以有象征意义。

第一节　洞察世间万象——处处皆意象

一个人在做梦，文学家在想象，巫师沉入一种恍惚状态，瑜伽士在修习，精神病人在发病，原始人在思考……他们都是在使用同样的象征性认知：意象思维。

一、梦的象征性

弗洛伊德指出，史特柯尔的论著中早就提出过梦的意象是有象征意义的。他也举出了一些例子：例如，梦中的皇帝和皇后往往象征着父母，长的物体如木棍、树干和雨伞都可以象征男性性器官，箱子、皮包、橱子和炉子可以象征子宫等。[3] 当然，我们必须在这里提醒对精神分析不很熟悉的读者，不要把精神分析的释梦技术和《周公解梦》

混为一谈，它们在基本的假设上就是不一样的。《周公解梦》是假设梦是一种于人感应的预兆，而精神分析的假设是，梦是潜意识的心灵的一种活动的方式。还有，一个梦中的意象，可以有多种可能和意义，一个意义也可以用多种意象表达。例如，梦见了一条鱼，它的意义究竟是什么，不可以像查字典一样简单地查出来的。要知道这条鱼代表什么，要看这个梦的"前后文"，还要看这个梦者是什么人，甚至还需要梦者进行一些联想才可以知道。他今天的梦中的鱼代表的是这个意义，明天就可能是另一个意义。因此，《周公解梦》式的方法，在实践上也是不准确的。

梦的意象的象征性，是心理学家释梦的重要的基础之一。

二、文学艺术形象的象征性

弗洛伊德也提出，"这种象征并非是梦所特有，而是潜意识意念的特征——尤其是关于人的。通常可在民谣、通俗神话、传奇故事、文学典故、成语和流行的神话中发现。"[3] 文学艺术作品中的形象，极其明显有象征性，而且它们象征的方式和梦是一样的。

下面是一个短篇小说中的场景：

主人公好像坏运缠身。一次他坐火车，发现在自己的座位上坐了一个丑陋的、身上散发着讨厌的臭气的矮子。他要这个家伙离开，而这个家伙拒不离开。他愤怒地找火车上的列车员评理，而列车员竟然说这里从来没有出现过什么丑陋的矮子。这时矮子也消失了。主人公百口莫辩。

第二次是在餐厅，他买了饮料。一转眼，那个矮子又喝他的饮料。他愤怒地找服务生，而服务生也说哪里有矮子。他回头看，矮子又神秘消失了。

第三次，第四次……类似的事情一再发生，最后发展到他回家发现矮子在他的床上和他的妻子同床，他愤怒至极，扑上去想打这个矮子，但是矮子跑掉了。他追矮子没有追上，回来责备妻子，而妻子也说哪里有什么矮子。

这部小说就像一个梦，里面充满了象征性。"自己的座位"象征着自己的家，"自己的饮料"象征着自己妻子的爱和性，坐他的座位并喝他的饮料的矮子就是妻子情夫的象征。明明这个家伙存在，但是列车员和服务生都说他不存在。这正是主人公面临的情况。列车员和服务生都是他妻子的象征。他已经暗暗感觉到了这个家伙的存在，而他的妻子却拒不承认。

当然，并不是所有的小说中都有这么多的象征性。如果一个小说家在写小说的时候使用得更多的是逻辑思维，很少使用形象思维，很少应用灵感，他的小说中的象征性就比较少，反之象征性就会比较多。诗人的种种比喻，也都是运用了和梦一样的功能。所以玫瑰可以象征爱情，烈火可以象征激情，落红可以象征失去的青春。

三、精神病患者幻觉的象征性

精神病患者的幻觉，除对欲望直接反映的部分，也具有同梦一样的象征性。因此，有精神病学家指出精神病患者就是"醒着做梦的人"。

我曾经和一个精神病人谈话。她问我："你是不是相信世界上有鬼？"并且说："我可以随时见到许多鬼，他们像影子一样，你可以穿过他们，仿佛他们不存在一样。"在随后的谈话中，她说了她的母亲和哥哥对待她自己的态度："仿佛我不存在一样。"

她幻觉中见到的鬼就是自己的象征，同样的是被别人忽略，被当成不存在的一样。

正常人偶发的幻觉或者错觉中也一样有象征意义。有这么一个小例子，一个青年和妻子在岳父母家时吵了架，他一怒之下从岳父母家跑了出来。可过了一会儿他后悔了，但是他总不能自己再回到岳父母家吧，那样太没有面子。他很希望谁能出来找他并且劝他回去。这时，他突然看到：他的岳母和他的连襟一起走过。

实际上，他的岳母和他的连襟没有一起走过这里，这是他的幻觉（或者错觉）。这个简单的意象也有象征意义，他用连襟来象征自己（因为他也是这家的女婿），这个意象的意义是他的愿望——岳母来找他回去。

四、神话、童话的象征性

弗洛伊德、荣格和弗洛姆等心理动力学大师都用释梦的手法解释过一些神话或童话。

弗洛姆对《圣经》中的约伯的故事，对童话故事《小红帽》等做过细致的分析。[4]

还是分析一个其他的童话吧。

《睡美人》的故事估计是大家都很熟悉的。但是为了防止个别读者一时记不清楚故事细节，我还是再讲一遍故事梗概：国王和王后生了一个很漂亮的小女孩，12 个善良的女巫被邀请参加宴会，她们纷纷给这个女孩祝福。有的祝她健康，有的祝她快乐……在第 11 个女巫刚刚说完祝福后，突然门外闯进来一个恶女巫，她因为未受到邀请而不满，就诅咒说："这个女孩将在 15 岁被纺锤刺死。"

第12个女巫听她这样说了之后，为了挽回，就说："她不是死，只是睡着了。"

国王和王后怕恶女巫的诅咒实现，决心不让这个公主遇到纺锤，他们不让公主出门，在宫中也决不允许有纺锤出现。

在公主15岁那年，有一次她发现宫中有一处谁也不许进去的房子。好奇心驱使她进去，结果她发现在这个房子中有一个老太婆在纺线。小姑娘好奇地问老太婆这是什么，并在老太婆的怂恿下试着纺线，结果被纺锤刺伤手指出血，倒下去"睡着了"。原来这个老太婆就是恶巫婆。

小公主睡着了，大家都很伤心。接着，国王、王后和宫里所有的人都睡着了。宫殿外长满了多刺的玫瑰花，把宫殿包围在其中。

许多王子都想进入这个宫殿，但是都被玫瑰的刺刺死。

100年后，有一个格外优秀的王子来到了。他不怕危险，要进入宫殿。因为巫婆的魔力在100年后已经失效（魔力好像超市商品一样，也是有保质期的，或者就是像一个限时版的试用软件），所以玫瑰花打开了路，王子走进宫殿，看到了睡着的公主。公主很美丽，王子忍不住吻了她。这一吻唤醒了公主，接着，所有的人都醒了。王子和公主从此过着快乐的生活。

用释梦的方法完全可以解释这个故事：国王和王后代表父母。12个女巫实际上代表的是12个月。而未被邀请的第13个女巫（13这个数字在基督教中是不祥的数字）代表意外。"纺锤刺死"在这里象征着性的伤害（因为纺锤的形状很像男性性器）。

因为害怕女儿在性上出现问题，父母尽可能不让女儿接触性（纺锤）。

但是，在青春期到来后，也就是 15 岁左右，女孩子还是遇到了性的问题。在恶巫婆的怂恿下（这个巫婆也可以说象征着命运女神），她接触了性，并受到性的伤害。

刺破出血可以作为失去处女的象征，手指出血也可能是和手淫有关。

死亡，在象征的语言中未必代表死，只是代表失去了生命力，"死气沉沉"。因为性的问题的干扰，这个女孩失去了活力。

美丽但是多刺的玫瑰代表的是她的性格，她会刺伤别人。一个个被刺死的王子，代表被她伤害过的男孩子。进入宫殿，代表进入她的内心（或者也包括身体）。

后来，当时光渐渐逝去，性的伤害带来的影响不那么严重了，她才让一个男孩子接近，让他进入自己的内心。这个男孩子的爱和美好的性（用吻代表）唤醒了她，使她重新获得生命的活力。

可见，童话中的象征语言和梦中的是一样的。

五、原始人和儿童认知的象征性

在原始人的心目中，象征不仅仅是一种比喻的手段，而且是一个现实。例如，回乔尔人认为，"鸟，特别是鹰……能听见一切。它的羽毛也有这种能力……在回乔尔人的眼中，羽毛是健康、生命和幸福的象征。"还有，在一些原始人的观念中，"神和女神是蛇……神和女神的水池和水泉也是蛇；而神所用的权杖也是蛇。"[5]

儿童也自发地使用象征性的思维。一个心理学家举例说："一个女孩学开店，她的母亲从她那儿买了点东西，说是第二天派人来取，为了使第二天快点来到，她就走到自己的'店铺'，站在那里，认真地、大声地打了几声鼾，这就表示过了一夜，接着她满意地说，现在是早晨了。"

六、瑜伽和气功修炼中涌现的意象象征性

瑜伽和气功修炼中，经常会引发象征性的意象。

这些意象往往会是鬼神动物等形象，有的气功师会把这些形象看作一种真实的存在——他们认为真的有鬼神存在，而当人们"开了天眼"，就可以看到这些鬼神。当然，说实话，看到"鬼"实际上只可以说是"开了鬼眼"，而说不上是开"天眼"。

虽然不敢公开说，他们认定世界上是"有鬼"的，理由是他们自己就看到过，他们自豪地想："你们不承认是因为你们没有见到过。"当然，没有见到过鬼神的人是大多数。但是我也是看到过的，不过看到过并不足以证明鬼神存在。也许你看到的这些东西只是一种幻觉，并不是一种实体。

这些你看到的东西，实际上是潜意识中的，具体说是集体潜意识中的原始意象。

这些原始意象是有象征性的。例如，"鬼"象征着心理的矛盾、死亡的本能，蛇象征着直觉、神秘等。在练气功出现幻觉时看到这些形象，和在梦里梦见这些形象，完全是一个道理。现代人已经不把梦中的东西当真，但是还有些人把幻觉当真。这是很危险的，假如幻觉中的形象很可怕，而你却认为它是真的，你就和精神病相差不多了。

在你阅读这本书的时候，会发现后面的章节中"心理现实性"被多次提到，因为要是不知道什么是心理现实性，人很容易走进迷信的误区，或者相反，走进机械唯物主义观点的误区。

自知

第二节　精神病和天才的一步之遥

精神病人的原始认知占优势，但问题出在了他们基本丧失了现实感。

一个人在做梦，文学家在想象，巫师沉入一种恍惚的状态，瑜伽士在修习，精神病人在发病，原始人在思考……这些人是如此的不同，如果我说他们都是在使用同样的象征性的认知，也许他们之中的一些人会很不满。例如，文学家大概会很生气地说："怎么把我和精神病人相提并论？"不过，我相信也有很多文学家不是这样愤怒，因为他们自己也发现了自己和精神病人之间有一些相似的地方。文学家是这样，画家、演员也是这样。昨天我就看到一个艺术家，他表达了类似的看法：艺术家有些像精神病人，他们再往前走一步就可能会成为精神病人。

这个说法从经验上看似乎有一定道理，艺术家后来患了精神病的似乎要比一般人多。K.R.詹姆森在一个综述报告中总结说："创造力和情感障碍是紧密联系着的。"[6]

这个报告中说："历史上有许多这样的'天才疯子'的先例。欧洲18、19世纪有多位显赫的诗人，像威廉·布莱克、拜伦和阿尔弗雷德，丁尼生描述了他们感受到极端的情绪波动的体验；现代美国诗人小贝尔曼、兰德尔·杰瑞、罗伯特·洛厄尔、西尔维亚·波拉丝、西奥多·罗赛克、德尔莫·施瓦兹和安妮·塞丝顿在一生中都曾因情感障碍（躁狂或抑郁）而住过院；许多画家和作曲家（凡·高、乔治·奥基夫、查尔斯·明格斯和罗伯特·舒曼）也经受过同样的痛苦。

20世纪70年代，衣阿华州立大学的N.C.安德森进行了首例严格的研究：使用定式检查法，设对照组进行严格的诊断。她调查了30位创造性强的作家，发现在他们中间情感障碍和酒精依赖的发生率很高。80%的人有至少一次的重性抑郁、轻躁狂或躁狂的发作，43%的人有轻躁狂或躁狂的病史。而且，与对照组的亲属相比，作家的亲属表现出较强的创造性和有较多的情感障碍患者。

几年后，我对英国的47位作家和视觉艺术家进行了研究。我选取其中的佼佼者以便更好地进行创造力的研究，画家和雕塑家是皇家艺术协会的成员。我发现：38%的艺术家和作家曾接受过情感障碍的治疗，其中的3/4需要药物或住院治疗；一半的诗人需要广泛的监护。

圣地亚哥加利福尼亚大学的H.S.安凯斯尔和他的妻子孟菲斯市田纳西大学的卡伦·安凯斯尔，紧接着对20位获奖的欧洲作家、画家、雕塑家和诗人进行了调查。其中2/3的人表现出躁郁症或有轻躁狂的倾向；一半的人有过至少一次的重性抑郁发作。伦敦玛丽医院还发现在世的抑郁情调的作曲家中也有类似的倾向。斯图亚特·A.蒙哥马利和他的妻子迪尔克·B.蒙哥马利近来检查了50位英国现代诗人，1/4符合抑郁症或躁狂——抑郁症的诊断；其自杀率是普通人的6倍。

露丝·L.理查德和她的哈佛大学同事设立了一种系统方法以评价特定创造活动中原始思维的程度，并用于评价躁狂患者样本的创造性；与没有精神病史的人相比，他们有较高的创造性。

1992年，肯塔基大学的阿诺德·M.路德维格发表了一个对20世纪1005名艺术家、作家和其他专业人员的大范围的普查报告，其中有些人还在接受治疗。他发现：艺术家和作家的精神病、自杀、情感障碍和药物滥用情况是其他商业、科学和社会成功人士的2～3倍。诗人的躁狂或精神病、住院情况最多见，他们自杀的可能性是普通人的18倍。在对36位英国1705—1805年出生的著名诗人传记的详细研究发现，精神病和严重心理问题同样很多见。这些诗人患躁狂抑郁症的可能性是同时代人的 30 倍，患精神病的可能性是普通人的 20 倍，自杀的可能性是 5 倍。

这些可靠的研究都证实：具有创造性的个人，情感障碍的发病率明显多于其他人群。

那么，为什么艺术家会和精神病有这样的关系呢？

K.R. 詹姆森的报告中说："对轻躁狂患者的语言研究发现，他们喜欢用押韵和音联意联的情况明显多于常人。他们使用自创词 3 倍于常人。而且，在特殊的测试中，他们罗列同义词或形成词语联系的速度明显快于常人……但是，这种认知的改变状态显然促进了独特观念和思维的联系。"

艺术家有些像精神病人，但是他们显然不是。

我们可以给出一个解释：艺术家和精神病人不是一回事，但是他们都使用"原始的认知"。原始认知才是他们相似的表现的来源。精神病人的原始认知占优势，所以假如他们和现实的联系还没有完全丧失，在某些条件满足时，更容易进行艺术创造。

第三节　原始思维的逻辑

蛇的形象类似男性性器，所以在原始认知中，蛇就可以作为男性性器的象征。

人有不同的认知方式，逻辑思维是一种，这是日常意识中主要的认知方式，但这不是人类唯一的认知方式。人还有另一种更原始的认知方式，弗洛伊德将其称为"初级认知过程（或称为原发过程）"。

象征是原始认知的主要方式。

前面引用过弗洛伊德的话，"这种象征并非是梦所特有，而是潜意识意念的特征"，不过在我看来，与其说这种象征是潜意识意念（idea）的特征，不如说是原始认知的特征。

象征和逻辑思维不同。

逻辑思维所用的基本"部件"是概念，组合这些概念用的是逻辑，如同一律等（虽然人们不总是有意识地应用这些定律），由概念形成命题，用命题进行推理。逻辑思维的过程如同建一座房子，概念是砖，逻辑是水泥，命题是预制件，推理过程是建房。

象征的基本"部件"主要是意象，而处理这些部件的方式不是平常的逻辑，而是一种原始的"逻辑"，原始逻辑注重的是"相似性"，一旦它在两个意象中发现相似性，就以此在这两个意象间建立了联系。蛇的形象类似男性性器，所以在原始认知中，蛇就可以作为男性性器的象征。这个过程不像逻辑思维那样确定，是一个模糊概念，从而也就具有了灵活性的过程。

象征还有一个重要的特点，就是它和情绪的关联更加直接。逻辑思维和情绪的关系是间接的，在进行逻辑思维时，人的情绪较为"冷静"，而每一个象征都浸染着情绪。因此，如果说逻辑思维是"头脑的语言"，象征就可以说是"心的语言"。

逻辑思维的功能是客观地观察世界，而原始认知的功能是"主观地"或者说体验性地观察，观察自己的心灵和这个心灵中映射出来的世界。因为观察的重点是心灵，所以象征更应该称为"心的语言"。

释梦可以说是一种翻译，把原始认知（原发过程），也就是"心的语言"翻译为日常的逻辑思维中的语言。

梦是原始认知的创作。艺术创造时的想象也常常要使用原始的认知，精神病人也在用原始认知……他们之间的相似，是因为他们使用的是同样的心理功能，使用了同样的"语言"但艺术家毕竟和精神病人不同，绝不可以混为一谈。否则，就可以把精神病医院改名为"超现实艺术研究院"。

第四节　为什么不能说艺术家是疯子

艺术家能分清想象和真实。精神病不行，他们想象有魔鬼在害他们，就以为自己的父母、老师和邻居就是魔鬼。

艺术家有的地方像疯子，但是他们毕竟不是疯子，二者是有区别的。梦和幻觉，和催眠中的意象毕竟也有不同。我想大略展示一下它们的一些区别。

梦，在产生的方式上和其他几个状态不同，来源于睡眠。

梦是被动的或者说自发的。一般来说，我们做梦是不由自主的。我们不会"计划一下，做一个梦"。

在梦中，人和白天的世界几乎完全失去了联系，也就是说，人完全没有了现实感。所以，在梦中有一些（在白天的清醒的意识看来）很荒谬的事件：人会在天上飞，用枪射中一个人但这个人却不会受伤……而梦中人却并不会感到奇怪。

文学家和艺术家在进行艺术想象时，他们的想象和梦是不同的。首先他们的想象是主动的，是他们自己诱导出来的，而且是有目的的。他们要让自己的想象更生动，需要调节自己的心理状态。例如，要让自己更放松，要有一种信任直觉的态度，放弃或减少对想象的理性的批判等。

还有，喝酒、吸烟等刺激可以削弱逻辑思维的能力，使人的原始认知显现出来，仿佛运动员使用兴奋剂，李白斗酒诗百篇，酒就是李白艺术想象的兴奋剂。这些调节的作用都会使人的原始认知更加活跃。

虽然如此，在文学和艺术家想象的时候，他们并没有完全失去现实感。这也就是艺术家和精神病人的区别。精神病人也是失去了现实感的。精神病人已经不知道什么是他们的想象，什么是这个世界上真实的事件。他们想象有魔鬼在害他们，就以为自己的父母、老师和邻居就是魔鬼。他们不知道，在这个世界上是没有他们想象的魔鬼存在的。

艺术家因为有现实感，就可以修改他们的想象，用社会可以接受的形式发表出去。他们在想象中"做梦娶媳妇"，但是他们知道这只是一个想象。他们把这个想象画出来，写成小说，然后用他们的作品换钱和名誉。艺术家和精神病人的区别就在这里。

但是，沉浸在艺术想象中的确会导致危险，就是他们一旦失去了现实感，他们就和精神病很接近。

精神病种类很多，不可以一概而论，但是可以大致论述精神病的普遍的特点。

精神病的成因比较复杂，但是研究者都知道重性的精神病，如精神分裂症，有遗传的因素。在我看来，这个遗传的因素，应该是一种素质的特点，这个素质就是"容易用原始认知作为认知方式"的倾向。有这个倾向的人更容易想象出意象，更容易自发出现原始认知。或者用弗洛伊德的术语，他们更容易进入原发过程。这个素质并不是一个不好的素质，因为这个特点也有助于他们的艺术想象。在原始社会，这样的人被看作"有特别天赋"的人，被认为是适合做巫师的人。

如果仅仅是有这个素质，他们会表现出一些特点，如直觉性。但是如果他们丧失了现实性，就会面临精神错乱的危险。

除了失去现实性外，精神病人还有一个特点，就是他们想象的内容和其他人不同，其内容大多是可怕的、危险的，这反映出他们内心充满了恐惧、敌意等消极的内容。

如果说"精神病人是醒着做梦的人"，还应该补充说，"他们的梦大多是噩梦"。

当然有例外，有的精神病人有夸大妄想，例如认为自己是伟人、是皇帝，或者有钟情妄想，认为自己受异性爱恋。他们的梦可以说是"美梦"。即使美梦，实际上也是不健康的，因为他们做这个美梦的原因恰恰是因为他们已经对在现实中获得这样的成功完全失望。

神话和童话都是原始人或者不完全开化的古人的想象的产物。在原始人或者不开化的古人那里，原始认知是主要的认知方式，他们眼中的世界就是象征的世界。他们的"现实"就是一个充满了象征性的世界。所以他们是没有失去现实性的，但是他们的现实性不同于现代人的现实性。仿佛可以这样说，和现代人相比，原始人仿佛是生活在梦中。但是，因为所有的原始人都同样承认这个"梦"，他们的社会生活和这种认知方式之间非常和谐，所以他们也可以有一种现实感。在现代的心理学家看来，神话人物不是现实存在的，他只是一种象征。例如，荣格想象中出现了一个神话人物"魔鬼"，他知道，这只是一个象征，象征着人们自己心中的"阴影"——人们所压抑的那些心理。但是原始人认为魔鬼是现实存在（和精神病人一样），但是因为所有的原始人都相信，所以他不会被孤立，不会被送进精神病院。

原始人比精神病人还有一个有利的地方，就是他们有一套方法：神话、风俗和宗教。这些可以告诉他们如何对待自己想象中的可怕的意象，所以他们不大会被吓坏。

原始人和精神病人很相似，但是原始人的心理是健康的。因为在他们的心灵中，恐惧比精神病人少，心理矛盾和冲突也比精神病人少。精神病人就惨了，他们的意象世界是自己独有的，他们没有办法和别人交流，也没有现成的文化手段来帮助他们应付那些可怕的象征意象，所以他们的心理失去了平衡和健康。意象对话技术可以作为一种文化手段，让他们有办法对付自己的意象，所以是有治疗作用的。

儿童也和原始人相似。他们用象征性的意象，用原始的认知。他们也不是如想象的那样，生活在我们的现实世界中，他们也是生活在他们想象的世界中。他们的世界中，如果到了晚上不睡觉，就会有"大灰狼"来咬人，夜里就会有小仙女在公园中跳舞。儿童和精神病人也有类似的东西，但是，因为我们容忍他们的这些幻想，我们把孩子的这些思想说成是正常的，所以孩子没有受到社会的压力，孩子就是心理健康的。而且，通过童话故事，过家家游戏等，儿童有应对自己意象的手段。

催眠、瑜伽、气功等状态的产生是更为主动的过程，是通过特别的诱导方式得到的。在催眠中，所谓的现实既不是客观的现实，也不是非现实的梦幻。催眠中，催眠师对被催眠者进行诱导，让被催眠者一定程度上把他所说的话当成现实。所以，可以说被催眠者的现实是催眠师提供的现实。瑜伽、气功中的现实也可以说是一个亚文化的现实，练这些瑜伽或气功的人们共同承认的现实——但是，也许所处的社会是不承认这个现实的。

所以这些状态有一个地方是共同的：它们都应用原始的思维，它们都会引出象征性意象。象征性的意象是了解心灵的神秘钥匙。不同在于引导出它们的方式不同，它们在现实性的有无、现实的性质上是不同的。

心也有美丑——给心"照镜子"

大概所有的人都议论过外表美和不同的心灵美吧。心灵美是对外表不够美的人的安慰，对善良的人的褒奖，此礼物看不见摸不着，可是人人喜爱。

有谁看见过心灵？看到了她的美丑？

有些目光敏锐、心性敏感的人隐隐约约可以看到她。美好的心灵仿佛是一种光彩，在慈爱的母亲脸上，在爱情中的青年脸上，在纯洁的少女脸上，我们可以看到她。她使一副也许并不美的相貌变得动人。

可是，运用心理学中一个十分简单的方法，意象对话技术，可以清清楚楚地看到自己甚至别人的心灵容貌，这并不是比喻，心灵真的是有容貌的，和外表的容貌不同。

心灵容貌之美丑，与遗传无关，也不完全和道德品质相关，只和心理健康有关。心理越健康，心灵的容貌越美。心灵的容貌反映出的是心的活力和生命力的强弱，内心和谐与否、心境的基调、心理的年龄、善良与否以及此人生命的意义等。假如有一个人严守道德规范，但是人活得没有生气，胆小退缩，琐细无聊，那么虽然道德家们可以赞扬他心灵美，但在意象对话技术下，他展现出来的心灵真面目一定是丑陋的。他的心理也不可以说是健康的。

我曾在咨询中接触过这样一个人，平时规规矩矩，道德严谨，而且别人让他干些什么事他都从不拒绝，但他有轻度抑郁症。我让他看看自己的心灵长得什么样子，他用意象对话技术一看，叹了一口气："我的心灵是一个老太监，脸上虚胖，走路有气无力，穿的太监衣服也是旧的、破的。我外貌一般，平时常用心灵美安慰自己，谁知道我的心灵实际上也不怎么样。"

　　还有一次，一个大学女生找我咨询，说因为外貌不美而心情沮丧。我听到她这么说，真有点怀疑她在开玩笑。这女孩纤腰一束，明眸皓齿，分明是一个美人，当然细看也有些瑕疵，不过瑕不掩瑜，哪里谈得上不美？用意象技术一看她的心灵，的确不美。她的心灵是一个瘦弱可怜的孩子，个子很矮，穿一身灰色衣服，脸上没一丝血色，头发稀疏，小眼睛无精打采，嘴角往下咧着，身体完全没有发育好，分明是一个街头乞儿。

　　外表一般而心灵美貌的人很多。例如我的一个朋友，她的外貌至多不过是中人之姿，但是看一看她心的容貌，却是绰约如仙子。难怪她那外表十分英俊的丈夫对她爱如拱璧。她善良，并且不是那种无能的善良。她明白事理，体贴人情，做事周到，待人诚恳，自己也活得有滋有味，旅游、读书、听音乐，尽情享受生活的种种快乐。

　　知道了心有容貌，大概谁都想看到自己心的容貌吧？要看不难，也不需什么"天眼通"的特异功能，只需用意象对话技术：

　　先找一个安静的地方，闭上眼睛，平心静气，让心里的杂念减少，然后放松身体，调整呼吸，想象自己沿着一个楼梯向下走。

　　四周光线不是很亮，在楼梯的拐角处有一面大镜子。

　　在想象中，你在镜子中看到的不是自己，而是另一个面目，另一种形态，不要想应该是什么样子，只要等着这个镜子中的形象慢慢清晰起来。

这镜子中出现的形象就是自己心的容貌。心的容貌和外表的容貌往往差异很大，不仅仅美丑不同，年龄也难得和你相同，镜中人的年龄是你的心理年龄。有时，镜中人的性别也和实际的你不同。秋瑾这样的"身不得男儿列，心却比男儿烈"的女侠，假如做这个测验，也许她的心就是一个虬髯大汉。

心的形象不一定是人，而可以是动物、植物。成语"人面兽心"真的不是妄言，只是人面兽心未必是坏人。有女孩心是一只梅花鹿，人温柔可人，有男人心是猛虎，人却是慷慨英雄。只有心是一豺狼者，才真是人面兽心，狠毒邪恶。心是植物的，多半心理很健康，男人是乔木，女人是花草就好。只不过这类人偏沉静，或有过于内向的不足。

要了解一个人心理健康程度，方法自然很多，而最简单有效的方法就是让他看看自己的心的容貌。一般来说，貌美则心理健康，貌不美则心理不够健康。细加分析，则心的容貌中把一个人的性格、个人心理健康或不健康的原因，都能清楚表现出来。

例如一位男士的心的相貌——他说他的心是一个鬼，一身白，表情凶狠，两手爪张开，正扑向一少女。在生活中这是一个很讨女孩子喜欢的人，温文尔雅，幽默热情，外表也颇看得过。而实际上他的心理不健康，有轻度性心理障碍。不知那些女孩一旦知道这位男士的心的容貌是这样子，对他还是否能有好感与爱意？只是作为心理咨询者，我必须为来访者保密，就是写文章也必须隐去任何可暴露他的细节，更不可提醒任何人。唯一可做的，只是帮助这位先生恢复心理健康。由他我想到《聊斋》里"画皮"的故事，美丽的女性揭开画皮后，却是一个鬼。大家都认为那是一个故事，不是真事，只有迷信的人才会相信，而实际上外貌美丽而"内貌"可怕的人实在是多得很。

心的容貌——因处在内部，姑妄称为"内貌"吧，自己用想象的眼睛可以看到，而别人一般是看不到的。那么为何要做心的美容呢？原因是：心越美，你的心理越健康，越幸福快乐；心越美，你越有活力、有爱，在外能表现出一种光彩。

要让心的容貌美，办法也简单，只要你使你的心理健康就行。

外貌的美愉悦我们的眼睛，心的美打动我们的心。

第二章
生命是一条河：生命力的流动与堵塞

我一开始学习心理学，是读一本心理学流派介绍的书。现在回想起来，这是我的幸运。为什么这样说呢？因为心理学和物理学、生物学有一个很大的不同。物理学像一棵树，树干是所有的物理学家都承认的基本定律，在这个树干上，分出物理学各个分支；而心理学像灌木丛，它没有大家都公认的基本定律，各个学派有自己的基本定律。

例如，行为主义心理学注重的是行为，它认为，什么思想、情绪、感受、意志等，这些东西看不见、摸不着，不是科学研究的对象。心理学家不应该去管一个人心里的感受是什么，只需要知道他的行为受什么影响即可。例如，一个人有恐高症，我们就需要找一种方法，例如多带他上楼房，只要他能克服恐惧上去了，就给他一个奖励，这个方法见效了就可以了，不需要知道他有什么内心活动。而精神分析则重视内心活动，认为最重要的是一个人心灵深处的那些潜藏的心理活动。

人本主义者强调人是很有潜力的，人性在本质上是善良的。

人本主义心理学家认为行为主义的方法太机械，精神分析又太爱挖人心灵深处的那些病态的念头。行为主义心理学家说精神分析和人本主义都不够严格。精神分析心理学家觉得行为主义心理学太肤浅。

如果我一开始看的不是介绍流派的书，而是某一个学派的书，就容易以为这就是心理学的基本定律，从而限制了我的选择。

有许多对心理学感兴趣的朋友曾经问我，要学习心理学应该先看哪一本书，我一般是建议看心理学史和心理学流派的书，因为这样他才知道，哪个学派的理论比较适合他的胃口。

学习了各个学派的观点后，我发现各派的观点都有道理。心理学的真理是高山的巅峰，而每个不同的学派是在这座山的不同的方向向巅峰攀登。实际上，心理可以用不同的范式表达。但是，我最喜欢的，还是从精神分析开始的那个心理动力学的范式。下面是我对心理的理解，其基础是精神分析的心理能量学，当然稍有改变。

第一节　生命力的产生

有些人在顺利时表现出激情和欢乐，在逆境中表现出顽强和坚韧，我们就会知道他的生命力很强。

一、看不见的存在——蓬勃的生命活力

早在心理学产生前，人们就有一种直觉，认为有一种生命力，它仿佛一种流体。生命力强，人就会活得很有生机；生命力弱，人就萎靡不振。

例如儿童，就很有生命力。他们一天到晚动个不停，或者哭，或者笑，或者闹，而老年人生命力就很弱，所以他们只是一动不动地在墙根下

晒太阳。小动物也都很有生命力，小猫小狗是闲不下来的，对什么都好奇。假如有一只小猫格外的老实，我们会为它担心，因为它太蔫了，似乎生病了。

生命力看不见摸不着，但是我们都可以感受到它。在心理学中，这个生命力就像是心理的能量一样，所以这里，把它称为心理能量。

心理能量不能像测量物质能量一样，用物理学的方法测量。因而一些心理学家在物理学家的面前很有自卑感，他们觉得像电能、动能、光能等能量形式是"客观存在"的，而心理能量则只是一个假设性的概念，是不是真存在很难说。在这些心理学家的心目中，除非有一天，科学家测量出心理能量是身体里的一种生物电能量或者化学能量，否则就不能说心理能量存在。

心理学家在物理学家面前的这种自卑由来已久，行为主义心理学家就是在竭力模仿物理学，在寻求物理学一样的客观性。但是这个自卑本来是大可不必的，因为随着现代物理学的发展，机械的唯物主义的观点越来越式微。现代的物理学家发现，物理学中的"能量"也不过是一个概念而已，也不过是为了说明一些物质运动的现象而假设的存在而已。本来它和心理学中的"心理能量"概念就没有什么差别，都是为了解释现象提出的概念。

物理学和心理学是两门不同的学科。心理学不需要还原为物理学。

心理能量在心理学中的地位，应该和物理学中的能量概念一样，是一个较为基本的概念。

精神分析心理学的创始人弗洛伊德认为这种生命力归根结底是一种性的能量，虽然弗洛伊德的性的概念是广义的，但是"心理能量都是性能量"这个假设还是受到了怀疑。在晚年，他渐渐转向说这是一种"生的本能"。荣格就提出把心理能量称为"力比多"，表示人的生命力，而不说成是性能量。

当然，这个能量不是用物理的方式可以测量的，它不是一种物理学的能量。但是，在心理动力学的治疗实践中，每一个心理咨询者都可以清楚地感受到这个能量的存在。我们可以看到有些人在顺利的时候表现出的激情和欢乐，看到在逆境中表现出的顽强，就会知道他的生命力很强。也许以后我们的心理测验进一步发展，会有像测量智商一样的测验，去测验一个人的心理能量的大小。

意象对话的理论接受心理动力学的观点，同意有生命力的存在，也同意用力比多这个术语称呼它。我们对力比多的解释和荣格是一致的。

二、生生不息——生命力的产生

心理能量的产生，有两种形式。第一种是在适当的心理状态下，心理能量自发产生，有如泉水在心中流出。

在想象生命力的时候，经常把它想象为两个意象之一：水或者火。这两个意象都可以反映生命力的一些特点。

生命力的源泉，从哲学的角度看，归根结底是宇宙中生生不息的一种能量，也就是赫拉克利特所说的"宇宙是永恒的活火"。作为人的最高境界，就是和宇宙中的"活火"沟通，从这活火中得到无穷无尽的力量；或者说，是如同泉源中泉水源源不断地流出来。在体验上，生命力是一种光明澄澈、一种极限的欢乐（如贝多芬的《欢乐颂》）、一种没有内容的空又是无限的创造力，有如太阳的光明源源不绝，有如浩瀚银河奔涌不息。这也许就是马斯洛所说的高峰体验。

但是，多谈这种境界没有什么意义，因为它和多数人的生活相隔太远。

在这样特殊的状态下，人感到自己心中能量源源不断，这些能量自发产生而自己流走。这些能量的效果是，人会有一种有活力的感受，有一种被中国哲学家王阳明称为"大乐"的感受，或者是马斯洛所谓的"高峰体验"。

相对类似这个状态，是在心境非常愉悦而又没有思虑的时候，例如在很美的森林中或者海边，这时也会有自发产生的能量，让人有生机勃勃、浑身有劲的感觉。

这样产生的能量，是流动的，没有或极少受阻碍。

这样产生的能量，没有和某种特定的本能结合，也没有和某种具体的情绪结合，表现出的是比情绪更原初的状态。

心理能量产生的另一种形式是本能力量被激发。

我们获得生命力，主要是从本能中获得。当一个情境需要生命力的时候，由于本能的存在，在本能中激发出了生命力。当被一个异性吸引的时候，在性的本能中激发了我们的生命力。于是我们变得活跃，变得不知疲倦、激情澎湃或者妙语连珠，我们焕发出了光彩，我们快乐。当我们开始了一个竞赛的时候，我们的另一个本能中的生命力被激发。例如，踢了半天足球，我们疲倦不堪，但是我们感觉自己很有生命力。假如这半天不是在踢球而是在睡觉，也许反而会昏昏沉沉，感到自己没有生命力。

生命力可以说是储存在这个本能中的，就像太阳能通过植物的光合作用变成植物的能量。当燃烧植物时，植物释放的热能就是它储存的太阳能。

心理能量被激发后，表现为一种兴奋、激动、唤起一种内驱力或动机，继而往往会表现为一种情绪。心理能量激发后，由潜在的能量变为现实的能量，就有了基本的形式。心理能量最常见的基本形式之一是性的能量，另一个基本形式是进取的能量。

当本能表现为一种情绪后，这股心理能量就加入情绪中，成为情绪能量。

情绪中是包含着认知成分的。例如，一个人在肯德基快餐店买了一份鸡放在桌子上，然后又去买了一份薯条，回来后，发现一个陌生人在吃自己的鸡，这时，攻击本能被激发。如果他这时仔细看看，发现自己看错了，自己的鸡在另外一个桌子上，就会产生羞愧的情绪。而如果他没有仔细看，心里认为别人在偷吃自己的东西，就会产生愤怒的情绪。所以，是羞愧还是愤怒取决于情绪中的认知成分。

在本能被激发的瞬间，心理能量就被激发出来了。在情绪产生后，心理能量就有了更具体的形式：是羞愧形式的，或者是愤怒形式的。虽然情绪不同，心理能量的形式就不同，但是心理能量的量是相同的。这个人有多么愤怒，在他转为羞愧时，就可能有多么羞愧。

第二节　当生命力不能绽放：压抑和沉溺

难受哭，高兴笑，会有一种放松畅快的感觉。生命力不能正常释放有两种情况：压抑和沉溺。

一、饿了吃、困了睡——生命力正常释放

如果没有障碍和其他异常，力比多就会自然释放。

自然释放时，我们会有一些内在的行动，例如激发想象，想象就是内在的行动；我们还会有外在的行动，例如我们在性的能量被激发

的时候，会和异性亲近。在力比多自然释放的时候，我们会有相应的情绪：或者是喜悦，或者是愤怒。

在这时会有一种畅快的感受，就是情绪得到了宣泄的畅快感。即使是所谓消极情绪，如果自然地宣泄了，人也会有一种畅快感。例如，愤怒是一种不愉快的情绪，但是如果你可以在愤怒的时候痛痛快快地打一架，或者痛痛快快地大骂了你的敌人，你会有一种畅快的感觉。在一个人悲伤而又哭不出的时候，帮助他的人会鼓励他哭出来，因为一旦痛哭一场，他会有一种放松的、畅快的感觉。人们会形容说，这仿佛是一种被水洗过的感觉，或者说是雨过天晴的感觉。这个象征是有道理的，因为如果用水来象征力比多，它的释放过程正是仿佛雨过天晴，仿佛急流流过。

二、压抑如河上的大坝

力比多有两种"不正常的"运动。第一是被压抑，第二是"沉溺"，后面会解释什么叫作沉溺。在这两种情况下，力比多没有像江河的水一样自然地顺畅地流走，于是带来了人的不畅快的感受。

对什么是压抑，精神分析理论中已经有了十分充分的分析。对熟悉精神分析的心理学专业人士来说，本不需要我再多说。对不十分熟悉精神分析的心理学家和其他读者可以简单地解释一下。压抑指的是对于本能的冲动，有另一种力量在压制它，不让它自由地释放。压抑的作用有如大坝，它把力比多的水流堵截起来。

喜欢一个美女装作柳下惠，讨厌一个老板装作很尊敬的样子，生气了装作无所谓，这都是压抑。

压抑当然有它的益处，正如弗洛伊德所说，对性的冲动的压抑，可以让人们把这些能量升华，做一些创造性的事情。如果真诚一些，不装模作样，就不能不承认他的话。如果不是为了有更多的钱，好让自己在异性面前更有价值，可能在努力工作追求成功的行列中，就会少很多的男人。如果不是希望自己有更高级的衣服和化妆品，好在异性面前更美丽，女人的工作欲望也会减少很多。

荣格也举出过很精彩的例子。他发现有的原始社会部落中，人们在舂米的时候，是一边舂米，一边唱着色情的歌谣，歌词大意是把手里舂米用的木棒说成是男性性器，而把凹进去的石头的臼说成是女性的性器，于是舂米就仿佛是性交。

但是，压抑过度则有害处，压抑使人活得不痛快：爱，不能完全地爱；恨，也不敢畅快地恨，这是让人很不舒服的。就像大坝蓄水过多，就会给大坝造成太大压力，一旦大坝垮掉，就会泛滥成灾。心理疾病就与此有关。

三、沉溺如洪水泛滥

关于沉溺，精神分析理论好像没有涉及。现实疗法的创始人格拉塞有过一些描述。

沉溺指的是一个循环：情绪的释放中，激发了一些意象、思想，这些意象和思想引起了一些外在的行为，这些行为创造了一个外部的环境。而这些意象、思想、行为和环境都可以作为激发因素，再激发出新的情绪来。假如所激发的情绪和原来的情绪是一样的，就会形成一个循环。这样，一波未平，一波又起，人就会长期沉溺于这个情绪中。

沉溺，可以是沉溺于积极快乐的情绪，也可以是沉溺于消极的情绪。

沉溺于积极情绪的最好的例子是恋爱，快乐激发出对恋人的积极的想象、喜悦的思想和爱的行为。因为把对方想象得很好，所以激发了爱；因为喜悦的思想，所以激发了爱；因为你爱他（她），所以他（她）也爱你，这更激发了你的爱，于是你有新的爱产生，循环开始了。爱情越来越强，越来越幸福。

而在夫妻吵架的时候，事情就相反。你愤怒，而愤怒引起消极的想象、思想和行为，你想不起来对方好的一面，多少年来他不好的那些小事你都想起来了，于是你可能会骂他，会摔东西。你这样做，他会怎么样呢？很可能他也反过来指责你，于是你更加愤怒——战斗就这样步步升级。

不论压抑还是沉溺，都可以看作能量的相互作用。压抑一个能量的力量，是另一个能量。在精神分析理论中，被压抑的是本我，压抑本我的是自我和超我。弗洛伊德也指出，自我和超我的能量，归根结底是本我能量中分化出去的。

以性压抑为例。仿佛有一个能量，在不断地呼喊着："我要性。"而另一个能量，则不断地说："不可以，你现在要性是不好的。"这两个声音我们听不到，但是实际上日日夜夜在不断地呼喊着、言说着，冲动和压抑之间的平衡是两个声音之间的动态平衡。

沉溺也是一样，两个能量互相勾起，绵绵不绝。例如一个女孩心情抑郁时，就像心中有两个人，一个说："活着真没有意思。"另一个就说："真的，没有人关心我。"第一个又说："我死了也不会有人管我。"另一个接着说："父母就知道疼妹妹。"……两个声音互相激发，抑郁也就越来越强烈。

第三节 化身为意象的压抑和沉溺

利用意象对话技术，在醒着时，就可以看到各种化身为意象的心理冲突。

精神分析理论认为，患心理疾病的根本原因，就是因为有压抑存在，人们不可能自由地释放自己的本能冲动。例如对性的本能压抑得太多，人就可能会产生心理疾病——性变态、对人恐惧症、强迫症等。试举一个简单的例子。一个离婚的女士有强迫症状，一到公共场合，她就会忍不住想："我万一把自己的衣服都脱光了怎么办？"为了防止自己脱衣服，她只好在每次出门以前，都把自己的衣服缝起来。这个症状的产生，显然是因为她长时间没有性生活，而性冲动又比较强烈，她只好压抑自己，长期压抑，就产生了这个症状。

冲动和对这个冲动的压抑之间的关系是能量的动态的关系，不是静态的关系。两个能量之间，像两个力士在角力。如这个女士的潜意识中，有一个声音在不断地呼喊："我要脱衣服！"而另一个声音在不断地回答："不可以。"假如有一次没有回答"不可以"，要脱衣服的想法就可能转化为行动。所以这个离婚女士会害怕出现这种情况，但是实际上，这个回答"不可以"的声音是不会突然爆发出的。

这些"呼喊和回答"就是心理冲突，严格说，它们并没有出声说话，我说它们在说话，不过是一个象征，它们不过是一些能量的运动，它们都是在潜意识中。在意识中，我们没有听到自己日日夜夜在说这说那，所以我的这些理论听起来似乎不可信。但是，如果有一些方法或者有什么特别的状态，实际上就可以听到看到这些能量的运动。能量的运

自知

动会化身为一些声音或者形象而表现出来。

例如精神病患者，他们内心有一些自我毁灭的冲动。而精神病是"原始认知"主导的，于是这些冲动就会化为他们听到的声音：他们会听见有人在诅咒他，骂他；或者化身为意象：他们会产生幻觉，幻觉中有魔鬼来害他。

在梦中，这些心理冲突也是化身为意象。你的冲动以一个形象出现，而压抑这个冲动的能量以另一个形象出现。例如这个简单的梦："我到邻居家的果园里，想摘一个苹果，但是一只狗向我狂吠。"想摘苹果就象征着想和邻居的妻子发生关系的冲动，而狂吠的狗就是压抑这个冲动的传统道德所具有的能量。

利用意象对话技术，在醒着时，也可以看到各种化身为意象的心理冲突。

试举一例：一位女士，在被诱导做想象的时候，想象出了一个很丑的人，这个人没有眼睛和鼻子，个子很矮，身体僵硬。经过分析，这个女士的心理问题是她很自卑，她认为自己的眼睛太小，相貌丑陋。

实际上这是一种沉溺，沉溺于自卑中。可以简单地说一下这个过程：一次她照镜子，发现眼睛不够大。于是对自己说，我眼睛太小了。这句话唤起了一个沮丧的情绪，带来了一股能量。该能量使她在内心说："你真丑。"这句话又带来了新的沮丧情绪。该情绪在内心唤起了一个意象，一个眼睛很小的人的形象，然后说："这就是你。"不断地相互激发，新的意象越来越丑，想象中的眼睛越来越小，就形成了"无眼睛的人"的形象。

压抑有三种发展方向。第一种是可能会保持长期的、稳定的平衡；第二种是可能一方压倒了另一方，表现出来的就是一种冲动和行动。

例如一个老实人总被欺负，心里有一个愿望就是杀了那个欺负自己的人，但是另一个内心声音说："还是再忍一忍吧，不要出人命。"最后，在某一天，他忍无可忍就把对方杀了。第三种发展是愈演愈烈，冲突愈来愈强。例如，性的能量是会不断被激发的。性压抑越久，被压抑的性能量越多，压抑它的能量也被迫越来越大。再如，为了保险，压抑的力量可能会过度，而被压抑方为了不被压灭，也加强自己，双方都加强了能量，就仿佛冷战时期的美苏两国，竞相投入资金，扩充军备。

沉溺是一种正反馈过程，如果没有其他能量介入，沉溺或者是维持在一定水平上，或者会愈演愈烈，但是不会消失。

自知

悄悄去看小精灵——"嘘，别说话"

意象对话这种心理咨询方法真的很有趣。在做意象对话的过程中，那些想象中的意象仿佛真的存在一样，有它们自己的生命、自己的情绪、自己的故事。虽然说它们是我们想象中的产物，但是我们想见到它们，有时也并不是那么容易的事情。

有一次，我为一个著名大学的女学生做意象对话，就是用了一些工夫才见到了她心里的意象。

那一次我是用了"看房子"的方法，让这个女孩子想象她看到了一座房子，问她："你看到的房子是什么样子的？"这个方法可以了解她的基本性格。她说是一座小木屋，很简朴的样子。根据意象的心理分析，这代表她的性格是健康的，小木屋代表自然平和的性格。我又让她想象进入这个房子，看房子里有什么东西。她发现在房子里没有什么特殊的东西，只有一张桌子，几把椅子，桌子上有一些吃剩下的东西。

在意象对话中，房子中有什么东西往往代表着主人的心理和性格。在写抒情散文时，不是会用"心房"这个词吗？这个想象中的房子就代表一个人的心房。

我让一个人想象一个房子，只要这个人在放松地进行想象，她想象的房子就肯定是代表心房，代表自己的心理，很少例外，虽然她并不知道自己用这个房子和房子中的事物代表的是什么。

　　不过，在这一次，屋子里仅仅有些桌椅，按一般规律，这代表一个很平凡的性格。但是我感到平凡似乎不足以反映这个女孩子的性格，因为我感觉面前的这个女孩子性格也是很有特点的。在几次接触中，我发现这个女孩子很引人注目。她很漂亮，但是她的引人注目不仅仅是因为漂亮，有些同样漂亮的女孩子并没有她这样吸引人；她很聪明，逻辑思维能力强，但是实际上在我看来，太多的逻辑思维弄不好反而会削减一个女孩子的魅力，她性格中一定还有其他的东西。

　　而且在这个女孩子的房子中还有一些疑点：为什么有不只一把椅子？吃剩下的东西是谁吃的？

　　我想到过去分析的一个梦：一个已婚的女性梦见回到家里，发现自己的屋子被翻得很乱，好像有小偷来过。而且在家里的另一间房子中，好像就有小偷。她在梦里很害怕，但是又好奇地想见见小偷。

　　根据我的分析，在这个梦里，小偷代表一个"偷心的人"，也就是试图诱惑她进行婚外恋的人，而被搅乱的是她的心房。害怕但是又好奇，正是她对婚外恋的态度。

　　梦中的小偷在房子里没有出现，但是从房子被搅乱的痕迹，我们知道有他存在。

　　我猜想这个女孩子的房子中，也有一个或几个没有出现的人物，这个人物吃剩下的饭在桌子上，但是这个人不在。

　　于是，我让这个女孩子想象自己走出这个房子，站在房子外面。

　　她想象走出来了，不久她告诉我，听到房子里有声音，好像许多人在说说笑笑的声音，还有乐器的声音。

　　我说："进屋子里看看，是什么人？"

她进去了，然后说："屋子里和刚才一样没有人，只有桌椅和吃剩的饭菜。"

我让她再出来，屋子里又是笑语喧哗，再进屋，还是空无一人。

再试，还是一样。

我再一次让她走出屋子，等待屋子中的声音响起。在听到声音后，她开始和我说她对这个意象对话技术的看法，想讨论这个心理学技术的理论根据或可靠性。这时，到现在回忆起来我都很感到得意的是，我当时及时地突然伸出一个手指竖在嘴唇前，"嘘"了一声，轻轻地说："别说话。"

女孩子一惊，停下她滔滔不绝的话语，随即迷惑地问我："为什么……"

"嘘……"我急忙打断她要说的话。

女孩子安静下来，不说话了，而且我相信，不仅仅是不说话了，当时她连思维都停止了。

我轻声说："现在，你悄悄地走向门口，悄悄地，不要有一点声音，不要说话。好，现在你悄悄地从门缝里往屋子里看，你看到了什么？"

这一次不一样了。

"啊，真奇妙！"她说："在屋子里有许多小精灵，都只有1米高，有男孩子有女孩子，他们在玩、在笑、在跳舞……原来那些吃剩的东西也是他们吃的。"

当她用一般的方式进屋时，她见不到小精灵。因为这些小精灵的意象，像童话中的精灵一样，是一些很胆小害羞的生命。知道有人来，他们就会马上藏起来，让人们不知他们存在。人们平时见到的只是一件平常的房子，而当偷偷地去看，就会见到这些小精灵。

这个意象对这个女孩子很有意义。它的象征意义是，当她的思维和杂念纷乱的时候，当她过分地发展逻辑思维的时候，她的"小精灵"就会藏起来。小精灵是艺术气质和直觉的象征，是人们潜意识中的"创造性的儿童"的象征。而当她"停止说话"时，就会有小精灵出现，他们是灵感和快乐的源泉。

我及时地"嘘"不仅代表当时不让她和我说话，更代表一种态度，"不说话"就象征着少用逻辑思维。

这个女孩子是一个名牌大学的中文系学生，她学习了很多理论知识。这些知识就是她脑子中的那些滔滔不绝的话语的来源，当然也是她的骄傲。她有这么多知识，但是她不知道，这些知识也会干扰她的自发的创造性。实际上，她恰恰是在暂时忘记这些知识的时候，她的灵气才表现得最充分——因为那时她心里的小精灵出场了。

有许多有知识的人都面临过这样的情境：知识利用不当，反而使人变得书呆子气、匠气、迂腐和骄傲，反而阻碍了人自发的灵性。滔滔不绝的话语占据了脑子和心灵，人们反而难以用心灵体验和感受这个世界；过去的名人和伟人的话语占据了人们的脑子和心灵，人们反而难以表达自己心里的情感。

这个女孩子虽然还远远没有到有书呆子气的程度，但是当她有太多的"思想"的时候，她也是有一点太理性化的。而在她忘掉了自己的思想的时候，自然地表现自我的时候，她的灵气简直是呼之欲出，而且，很有趣的是，她最大的业余爱好就是戏剧。我想，戏剧中的她一定活泼得像一个小精灵。

所以我告诉她，不要让"话语"占据自己，这样就会越来越有创造力，像一个花样无穷无尽的小精灵。因为，要看小精灵，你必须悄悄地。

第三章
心有挂碍——心为什么会"生病"

第一节　心有千千结：情结是情绪的郁结

有自卑情结的人积攒了大量的愤怒和恐惧，一次次失败让心中的愿望越来越强：有一天可以战胜别人，发泄愤怒。

一种压抑和沉溺就是心理的一个结，在每个人的心里，都有千千万万这样的结。"心有千千结"这句话与其说是艺术家的妙语，不如说是心理的现实。

所有这些小的心结之间不是毫无关系的。心理活动有一个规律就是：内容相似的结会相互结合，形成一个越来越大的结，就像晶体在溶液中生长一样，或者说就像一些性格相投的人结合成一个团体一样。

例如一个人在 3 岁时的某一天，被其他小孩子欺负了，他心里愤怒，但是不敢表达，害怕自己表达了愤怒会遭到报复，这样，他就有一个压抑的结。在他 5 岁的某一天，父亲酒后无故责骂他，他心里愤怒，但同样是害怕父亲而不敢表现……在他 18 岁的时候，有一天在街上遇到地痞，地痞向他挑衅，他心里很愤怒但告诉自己："我才不和他一般见识呢！"这些小的心结会结合在一起，形成一组。这一组，我们就称为情结。

也可以这样解释：在他 18 岁遇到地痞的时候，地痞的挑衅引发了他过去的自卑情结，他愤怒，但是自卑情结中的那些过去积攒的恐惧也同时出现，这使他胆子更小，于是他不敢表达愤怒。在地痞挑衅事件后，这个自卑情结更加深了。

所以，情结就是心理能量的郁结。

在相似情境出现的时候，这个情结就会被激发出来。而它一旦出现，就带着它所有的情绪能量，情结有一种力量，让事情再一次以过去的形式发生，就像刚才的例子，一旦遇到冲突的情境，他就会愤怒，这是本能的反应。而一愤怒，他的自卑情结就出现，于是他就会由愤怒转为恐惧，于是就会退缩，像他过去几百次的退缩一样。于是，他的自卑情结就加强，就有了更大的能量。

这个过程是自发的，在我们的感觉中，仿佛这个情结是一股力量，迫使我们按它的指挥行动，仿佛这个情结是一个"心里的小人"，它在驱使着我们做它让我们做的事情。荣格说："不是人支配着情结，而是情结支配着人。"[7] 在我看来，在多数情况下，人都是受情结支配的，少数时候人可以支配情结。

情结就是我们未了的心愿，是我们耿耿于怀的心事，就是心里解不开的一个结。

这个心愿带着许多能量，也就是在一次次相似的事件中，这个情结积攒的能量。就像刚才所说的那个有自卑情结的人，他的自卑情结中积攒了大量的愤怒能量，也积攒了大量的恐惧能量，恐惧能量压抑着愤怒能量。他一次次失败，于是他心中一个心愿越来越强，他希望自己有一天可以战胜别人，可以发泄愤怒，他渴望着暴力和残酷。

他也可以有其他方式来使用这些能量，例如，他可以努力奋斗，试图得到更高的社会地位。在他奋斗的时候，他对自己说："有朝一日，我当上大官，我要让那些欺负过我的人在我面前发抖；有朝一日，我有了钱，我要让那些瞧不起我的人后悔没有善待我。"这样，他就把自卑情结中的愤怒能量调用出来了。

如果一个人不解开这个情结，也没有用什么方法把这个情结中的能量调走，那么一生一世它都会在自己心灵深处存在，永不消失。他也许会以为自己忘了，但是在心里不会忘。如果把这个能量调走了，情结就失去了力量，甚至会消失。

第二节　本能是人共有的情结

人有恋爱的本能。对恋爱的沉溺方式在世世代代的人那里重复而被加强，它在心理上"遗传"到后代身上。

有些情结是所有人共有的，是世世代代的人都没有解决的情结，这就是本能。

为什么不同的人在恋爱的时候会有非常类似的反应，因为人有恋爱的本能，也就是说，因为人有一种对恋爱的沉溺方式。这种方式在世世代代的人那里重复，每次重复都加强了它的力量，以至于它"遗传"到后代身上。一个没有恋爱过的少年，心里就潜藏着对恋爱的迷恋。一旦有一个合适的异性激发，他身上潜藏的本能中储存的能量就被激发，于是他就会像他的先辈一样激动、兴奋，把对方想象得完美无缺，像他的先辈一样，日思夜想，时时刻刻想和心上人在一起，仿佛他在继续前世的爱。身体虽然会死去，爱情却不会死，会在另外的躯体上继续。

当遇到阻碍时，我们的攻击本能出现了。攻击也是一个世世代代没有解决的情结：我们希望通过攻击消除所有阻碍我们幸福的事物。但是，世世代代的攻击行为的结果呢？经常达不到目的，我们的攻击受到外界的阻碍而没有完成。在100万年前，有一天我想杀死一只老虎吃，结果是老虎把我咬了个半死，吃了我的肉。于是我积攒了对老虎的攻击能量没有发泄，积攒了愤怒情绪。

例如我到饭店吃饭的时候，服务员迟迟不把饭送上来，我勃然大怒，我的攻击本能被激发，我积攒的愤怒情绪被激发，如果没有道德约束，没有其他的心理因素，也许我就会攻击这个服务员。

本能中的能量和情结中的能量一样，也是"郁结"的能量。把能量流比作河流，情结是一个小水洼或者小片积水，至多是一个小湖；而本能是大湖，甚至大如海洋。

和自发产生的能量不同，不论在情结中激发还是在本能中激发能量，这些能量都是"过去存储的能量"。自发能量如同阳光，平白来到我们地球，取之不尽用之不竭。情结能量如同草木积聚转化太阳能，我们可以烧草木得到热能。本能如同地下的煤和石油，是草木转化的，是世世代代积聚的巨大的能量。

心理学也可以说是如何调动使用和调和心理能量的科学，是解决情结处理本能让心理能量的流动更自发地应用的科学。

第三节　情结和本能化身为意象

这个女孩子有一个情结存在，就是她相信自己会被抛弃，她的男友会另有所爱。情结化为了她梦中的意象故事。

情结和本能不仅仅可以化身为意象，也可以化身为"不合理信念"，不过那是在比较表层的地方。在深层它是用不断改变但是万变不离其宗的意象表现自己的，所以从意象可以知道心理的症结。

下面是一个女孩子的几个梦：

第一个梦，是我刚同他交往一个月左右，梦见我坐在一辆车上。车是开往山上一个公园的。半路上车失控，别人全跳车了，可我没能下去。就在这时他跳上了车，坐在我后面抱着我。车到公园门口停下，他下车，我也下车。在小卖铺看到有卖面包的，我就买了一个好大的打算给他，结果在我找到他时，他却笑嘻嘻地把手一举，告诉我他有吃的了。

第二个是交往半年左右，梦见我们在一间好黑的房子里，房里只有一扇窗，外面的天空很蓝。在房间里他的母亲正在给他训话，他母亲很严厉地问他："你爱她吗？""你能爱她多久？""你现在还小，能保证以后永远不变地爱她吗？"我看着他，他也看着我笑嘻嘻的，一句话都不说，然后他一头扑到我怀里对我说："对不起，对不起。"当时我整个人都待在那儿了。

第三个梦，是我去外地，因为走时跟他小吵了一次，所以坚持没给他打电话。那次我梦见我回了家，发现他根本没给我打过传呼，于是抱怨绝望一起涌上心头。

第四个梦，梦见在一间阳光很好的房间，好像是他家的房子。我本来是睡在窗户边阳光照得到的那张床，可他进来后又带了一个女孩，非要我搬到墙角阳光照不到的那张床上。开始我怎么都不答应，然后他就连哄带骗让我搬了。我无奈地坐在墙脚的床上，那个女孩同情地看着我，他却同那女孩兴高采烈地聊着。

从这些梦可以看到，这个女孩子很可能有一个情结存在。因为这个情结，她相信自己会被抛弃，她的男友会另有所爱。情结化为梦。

再如，有一个女孩子按指示去想象一个花瓶，她想象出的花瓶被放在一个抽水马桶上。这也显示了她有情结——花瓶象征着她的性，而她把性和"马桶"结合在一起，表明她心中认为性是肮脏的，如同马桶。情结在意象中也可以表现为几个人物形象的关系。

例如，某人有3个意象，一个是"公子"，一个是"中年美女"，另一个是"关公"。公子喜欢中年美女，但是关公不允许。这个关系可以体现恋母情结，中年美女是母亲象征，而关公是父亲象征。

本能也可以化为意象，这就是荣格所说的"原始意象"。这是一些对大家都一样的意象，所代表或象征的意义也基本一样。

例如，慈爱的本能，化作的意象一般是一个美丽善良的女性形象、西方人想象中的圣母、中国人想象中的观音或者妈祖。

死亡的本能，则化作骷髅、鬼等形象。

同一个本能，可以用许多个不同的意象来象征自己。在实际生活中，它也经常会改变自己显示出来的形象。例如死亡本能，不仅可以是梦中的鬼，也可以转化为其他形象。

我想从一个轶事说起。据说音乐家莫扎特曾经遇到这样一件事情：一个黑衣人找到他，说要出钱请他为一个死去的朋友谱一个曲子"安魂曲"。贫病交加中的莫扎特谱好这个曲子后，那个黑衣人却没有来取。莫扎特突然产生一个念头，这个人是死神的使者，他要莫扎特谱的曲子是给莫扎特自己的安魂曲。不久之后，莫扎特真的死了。

也许这只是巧合，也许这个人根本就不存在，他只是莫扎特的幻觉。但是，即使幻觉，也是有意义的。幻觉中和梦中一样，黑衣人是可以代表死神的一个意象（当然，黑衣人不都是死神）。

有了意象，就可以知道人的心理活动、心理冲突、情结和本能的活动。心理出现障碍，就是有自己难以解开的心中的结，就是情绪和心理能量的郁结。中医有一句很符合心理学原理的话：痛则不通。心理障碍就是心理能量的流动不通畅。

第四节　精神分析解心结：让潜意识"意识化"

精神分析心理治疗是让意识自我、逻辑思维来理解情结。

弗洛伊德开创的精神分析心理治疗，是把这个情结提升到人格的表层，让情结逐渐化解，这叫"修通"。

弗洛伊德把原始认知方式称为"原发过程"，把逻辑的思维称为"继发过程"。情结是在深层的潜意识中，是原发过程，精神分析就是要分析和解释这些原发过程，说明这是什么情结的表现，这样，意识中的自我、逻辑思维的部分、继发过程也理解了情结，这就把这个情结提升到表层。

有一个例子可以很简明地体现这个过程。一位男士，小时候很受母亲宠爱，而他的父亲是很严厉的。他有"恋母情结"。长大后，他和父亲的关系不好。在他开始恋爱之后，他有过这样的一个梦：他梦见父亲正在用一条鞭子抽小梅（他的女朋友）。

从这个梦中的鞭子他联想到小梅的辫子，他的父亲曾经用不满的语气指责小梅梳了太多辫子。

在人格的深层，这个人有一个恋母情结。在潜意识中他认为是父亲"夺走了母亲的爱"。在他自己恋爱后，这个情结使他把小梅和母亲看作一类，从而担心父亲会夺走小梅。鞭子象征着小梅的辫子。父亲用鞭子抽小梅这个意象，在原始认知中可以代表两个意思：一是父亲用"辫子"这件事来批评小梅；二是用鞭子抽一个女孩子，有性的意味。如果对性有体会，就会知道性有时表现为虐待的方式，例如用鞭子抽。而且用鞭子抽一个女孩子所表现的男性的冲击力、征服力也是一些女性性刺激的来源。如果读过屠格涅夫的小说《初恋》，就会记得他小说中描写的情景之一就是：他看到他的父亲用鞭子抽一个爱慕他的女孩子——而他父亲是爱这个女孩子的。

本来他的情结是处于潜意识中的，他自己也不知道潜意识中对父亲的敌意和嫉妒。当做了这个解释后，他才知道他实际上是嫉妒父亲的。这个过程就是把潜意识中的心理冲突提升到了意识中。

精神分析理论认为，人们的心理冲突之所以难解决，主要就是因为这些心理冲突是在潜意识中。例如在这个例子中，这个男士知道他不喜欢父亲，但是并不知道自己为什么不喜欢父亲。也许，他会找出一些理由，认为他不喜欢父亲是因为父亲性格不好等。但是这些理由只是虚构和借口。如果他从这些理由出发去解决问题，问题是得不到解决的。如果这些心理冲突被提升到了意识中，他知道了自己真实的心理，就比较容易解决心理冲突和心理问题。

　　　　　　　　　　　　　　　　　　　自知

第五节 情绪之流的转向和转化

本来很高兴的人突然遭到"泼冷水"，快乐一下子被压抑了。本来快乐有多强，现在他的愤怒就有多强。这就是情绪性质的转化。

物理学中的能量是只有大小不同，性质不同。例如，可以是电能也可以是热能，但是任何能量本身没有方向。当然，电能虽然没有方向，电流是有方向的。能量不能独立存在，它必须附着于物质。例如，电能必须有电线等物质，热能必须有热的物体。

心理学中的能量也一样。它有不同的大小，也有不同的性质。例如，它可以是愤怒的能量，也可以是快乐的能量。能量自己不会独立存在，它必须附着于语词或者意象。能量虽然没有方向，但是语词和意象是有方向的。

心理能量和物理能量一样，可以转化性质。

赤壁之战前，曹操横槊赋诗，得意快乐。他手下的一个人说了一句很扫兴的话，曹操勃然大怒，竟然一槊刺死了这个败兴的人。

曹操并不是一个暴君，为什么他竟然会做出这样的事情呢？我们应该看到，关键是在这之前曹操是处在很快乐的状态中，他有83万大军，他认为扫平江南是很容易的，而扫平江南后，统一全国就指日可待。他很快乐，这快乐带有很多的能量。

突然一个人说了扫兴的话，如一盆冷水当头浇下，曹操的快乐一下子被压抑。本来曹操的快乐有多少能量，现在他的愤怒就有多少能量。这就是能量性质的转化，快乐的能量变成了愤怒的能量。

心理能量所附着的意象也可以改变，从而改变能量流的方向。例如，我在街上平白无故被人骂了一句，我产生了一个意象，就是遇到了一个混蛋，于是我的能量是愤怒。但是，有人矫正了我的意象，告诉我那个骂我的人是一个智力障碍者（也就是常说的傻子），我也就不愤怒了，转为怜悯，这也是转化。

丈夫在公司受了老板的气，一肚子愤怒，回家找碴和妻子吵架。妻子不敢和丈夫争，但是一肚子火没有地方发，就骂儿子不好好学习。这就是能量流的转向。丈夫的愤怒本来是对老板的，却转向了妻子；妻子的愤怒本来是对丈夫的，却转向了儿子。

如何让能量流转向或转化呢？首先需要了解能量活动的规律：感应。

能量流之间相互影响的基本方式是感应。感应就如同两个磁铁之间的相互作用。更准确的比喻是，类似变压器中的两个线圈。其中一个线圈有了电流，另一个线圈中就会感应出电流。或者像摆在一起的两把琴，一个琴鸣响，另一个琴相同的琴弦也会发出声音。

感应可以发生在一个人自己心中的不同的意象之间，也可以发生在不同的人的意象之间。人和人躯体有没有间隔是没有什么关系的。

感应的第一种表现是：相似者相互感应。

原始认知中相似的东西会相互感应，表现为相互吸引，从而汇流能量。

在一个人内心中，感情上是同类的事件，不论快乐还是痛苦，都相互吸引并结合。所以一个人快乐的时候想到的都是快乐的事情，而忧伤的时候回忆起来的都是痛苦。因为在一个快乐的意象出现的时候，其他快乐的意象，因为在情感上和它相似，所以也都被吸引出来。

所谓触景生情，也是这个原理。因为在相似的景色中，过去和这个景色相似的景色的记忆就被激发起来了，而与此相关的情绪也被激发起来了。

在两个人之间，一个人想象出一个事物，带有一种感情；另一个人心中相似的事物就被唤起。这种情况下，双方就有了能量的感应。

我认识一个很成功的教育家。他教育的第一个对象是他自己的女儿。他的女儿在很小的时候，因为用药不当造成了耳聋。他对女儿说："你看，海伦·凯勒去世在 6 月，你正好出生在 6 月，也许你就是她的转世。我觉得你很像她。"结果，他女儿以海伦·凯勒为榜样勤奋刻苦，后来考上了大学，成绩很好，也成功地学会了读唇语和说话。他的教育就是利用了这个原理，他强调了女儿和海伦·凯勒的相似处，都是残疾人，就使得女儿把海伦·凯勒意象上的能量转到了她自己的身上。

还有一种表现是：相反的事情会相互感应。

在思维中想到一件事，不仅会联想到和它相似的事情，也会联想到相反的事情。在想象中也有这种现象。就像林黛玉，看到花团锦簇的情景，她就联想到花会有凋谢的时候、盛宴会有散的时候。

强迫症中这个现象很明显。因为强迫症的意象中，内容和意义正好相反的形象很常见。一个意象出现，和它刚好相反的另一个意象就会被激发。例如，一个登高望远的快乐情景一出现，患者就联想出一个从高处摔下去的悲哀的情景。

了解了这些，就知道意象对话就是通过意象的转变让能量转向或转化的技术。

"洋娃娃"——为别人而活的女孩

　　"洋娃娃"是我的一个朋友。她很漂亮，也很聪明，一向是好学生，很轻易地考上了大学，读了研究生。她有这么多的优点，本来是很容易成为一个骄傲的女孩子，但是好像我们没有发现她骄傲。她很喜欢交朋友，待人很热情，性格也很开朗，所以她也就很自然地有了很多朋友。

　　我觉得她的性格不错，作为职业习惯，就要分析分析她。就像昆虫学家发现一个美丽的新品种的蝴蝶，首先想到的是要把这个蝴蝶制成标本一样，我也很想把她制成标本——当然我不是把她钉在木板上，我只是要她的心理和性格的标本。而制作一个心理和性格的标本的方法是利用意象对话技术，诱导她的想象，从而知道她心目中的自我意象。这个意象就是她的标本。

　　我让她想象看到一个镜子，我告诉她说，你想象这个镜子不是一般的镜子，是一个魔镜，它可以照出的是你的"原形"。我让她不要有先人之见，不要猜想自己会在镜子中看到的是什么，只告诉自己说，镜子中的形象肯定不是自己现在的样子。这个方法是我经常用的方法，在过去的文章中也提到过。

　　她想象了，她镜子中出现的是洋娃娃。

自知

原来她是一个洋娃娃。

而且她补充说，这个洋娃娃有一个非常漂亮的小女孩的形象，但是它里面的填充物比较奇特，不是棉花或海绵，而是稻草。

在日常生活中，如果有一个洋娃娃里面是稻草，这是很奇怪的，但是在想象的意象中，这并不奇怪。

这个意象的意义是："我就像那个漂亮的洋娃娃，外表很漂亮。"但是，我"肚子里是稻草——实际上是个草包"。洋娃娃是没有生命的，象征着她认为自己没有生命力，没有自己的生活；洋娃娃是一种玩具，象征着她认为父母虽然喜欢她，但是就像喜欢一个玩具，没有给她自己的生活。别人喜欢她，也不过是喜欢她的外表。她的生活意义也只是在取悦别人。洋娃娃里面是稻草，说明她认为自己没有真才实学，缺少真正的知识。

我这才发现，"洋娃娃"是可爱的，但有自卑感。她对自己所达到的成就并不满意，因为那不是她的追求，是她为了别人而做的；她对自己的知识不满意，因为那不是自己真正需要的知识，她觉得自己是"草包"。

她是在为别人活，不是为自己活。她的生活的中心是要取悦别人，取悦自己的亲人，让他们能喜欢自己。在她的生命中，得到爱和归属的需要占据了绝对优势，她为了让亲人喜欢自己，实际上牺牲了自己的需要，从而自己也就成了一个洋娃娃——没有自己的生命。

我相信我的判断是对的，我告诉了她，并得到了证实。

我发现，在女性中，这样的"洋娃娃"是很多的，也许是因为女性对爱和归属的需要太强，她们往往会为得到别人的爱而失去自我。和"洋娃娃"人格类似的是一种"美人鱼"式的人格，那也是一种为别人活的人。但是，"洋娃娃"和"美人鱼"的性格是不同的。"美人鱼"性格的人，大多是从小比较被忽视的孩子，她们是用一种自我牺牲的方式，有时甚至是以带有一点自虐的方式来追求别人的爱，是用爱别人来换取别人的爱。而"洋娃娃"性格的人，小时候是得到了别人的爱的，不过她长大后，太害怕失去爱，所以人虽然长大，还是把自己当作一个"父母的玩具"，用自己的"美丽、可爱"来换取别人的爱。在心理上，"美人鱼"和"洋娃娃"性格的人都不具有独立的人格。

"洋娃娃"性格有它可爱的地方，它给了女孩子一种"小鸟依人"的性情，使她可爱。而且这种女孩子一般会很显年轻。在做助手类的工作时，这样的女孩子也很善解人意，不固执。

但是，如果总是要取悦亲人，就会有一些问题。例如，考大学时，这些女孩子就肯定不会按照自己喜欢的专业报考，而会完全听父母的；恋爱结婚时，她们大多也都是完全听父母的话；结婚后，她们又会过分依赖丈夫。久而久之，她们忘了自己喜欢的是什么，只知道别人喜欢的是什么，内心会有一种失落感，甚至是忧郁。严重的话，她们会感到自己的生活没有意义，会感到自己在渐渐枯萎。

我对这个女孩的建议是，偶尔做个"洋娃娃"没有关系，但是在决定自己生活中的大事情时，一定要提醒自己，不能是一个"洋娃娃"，而要按自己所喜欢的去做，去选择。活出自己，才会快乐。

第四章
意象可以调心

第一节　意象连着情绪

意象是情绪经验的载体，可以把情绪微妙的细致成分传达出来。

心理能量本身是我们难以触及的，我们能触及的是言语、意象、行为等。所以做心理治疗，只能从言语、意象、行为等入手。意象对话技术就选择从意象入手，通过调节和改变意象来改变人的心理和性格。

意象不仅仅是反映人的心理能量的状态，意象本身就是心理能量的载体，本身就携带着心理能量。当一个心理的冲突或者一个情结，以一个意象的形式出现时，这个情结的能量就附着在这个意象上。当它转换为另一个意象时，这个情结的能量就会附着在新的意象上。

因此，要调节和改变意象，就可以调节这个意象上附着的能量。

意象对话技术就是通过调节意象来影响来访者的深层的心理，改变心理状态的技术。

举一个简单的例子。我喜欢用例子来说话，因为例子是鲜活的、例子是有生命的，而理论则枯燥得多。在做意象对话活动时，我总是先让来访者做一个想象。抑郁的来访者所想象的环境，经常是有很多的灰尘。实际上，灰尘就象征着消沉的情绪。用意象对话技术做心理咨询和治疗时，可以让来访者想象擦洗掉这些灰尘。他们这样做的时候，会发现一件奇怪的事情。他们本以为想象是由自己控制的，在想象中应该是"想怎么样就怎么样"，但事实上你会发现在想象中也不是想怎么样就可以怎么样的，他们要想象擦干净一张桌子也不容易。往往是刚擦完，想象中的桌子又脏了。于是，我就让他们反复想象擦桌子。在很多次重复的想象后，想象中的桌子才可以擦干净。一旦在想象中擦干净了，来访者会感到自己的情绪也愉快多了。在想象中擦掉了桌子上的灰尘，灰尘所代表的抑郁情绪也就消失了。

实际上，有很多研究表明，意象可以引起和调节情绪。试举一例，萨拉用实验证明了意象能调节情绪，并且证明一个人的意象能力会影响认定体验情绪的能力。他用视觉意象鲜明性问卷测量，选择了 32 个低意象能力者、30 个高意象能力者。结果发现，意象能力强的人在对词做联想时，情绪反应会更大。[8]

为什么调节意象会影响情绪？对这个问题有许多研究，如心理学家朗格，提出的情绪意象的生理信息理论。他认为，意象、对情境的认知、情绪、生理反应和行为反应是预置在一起的，也就是说，意象和情绪、认知等之间本来就有关系。当你看到一条蛇，有了一个蛇的意象，而且你知道现在是在树林里而不是在动物园（认知），就会恐惧（情绪）、心跳加快（生理反应）和逃跑（行为）。当想象到蛇的时候，恐惧也就自然跟着来了，除非是知道这蛇在动物园中，不能伤害我们。

另一个心理学家伯纳德提出，情绪本身就是由意象、相应感受、特别主题三者构成的意识经验。因此，情绪与意象的联系是直接的、必然的。[9]例如、恐惧的情绪是由"某个可怕的生物接近，自己无能为力"的意象，"被伤害"的主题和我们称之为"恐惧"的一种感受构成的。假如意象改变为"这个生物不可怕"，恐惧自然也就消失了。

这里应说明，"某个可怕的生物接近，自己无能为力"这句话只是对意象的粗略的描述，实际上，意象中不包含这句话，它只是像一幅心理图画但又不完全是心理图画的心理内容，"可怕的"等词是对意象内容的命名，命名就意味着分析和归类，这已经不是直接的情绪经验。严格地说，只有绘画等方式才能准确地传达意象。但是，由于绘画的操作困难，也可以用描述一幅画一样的形象的语言表达意象。

伯纳德的这一研究揭示了意象在情绪经验中的重要地位。在情绪的各要素中，感受这一要素是一种主观的事物，感受本身是不可能被传达给另一个人的；主题是最容易表达的，用语言就可以表达，但是它不太丰富，不能传达情绪经验中细致的成分。只有意象，可以把情绪经验最好地传达给另一个人。例如我现在很忧伤，我没有办法让别人直接感受我的忧伤，如果我告诉别人，我的情绪主题是"伤心"，别人知道我伤心，但是也就是知道而已，他能知道我是怎样的伤心吗？能体会我的心情吗？如果用意象就不一样了，我可以告诉他，我的心就像一个阴雨霏霏的园林，园中没有美丽的花草，有的只是荒草萋萋，残破的房子，断了的石碑……别人也就可以多少体会到了我的心情。意象是情绪经验丰富性的载体，如果传达了意象，就把情绪的全部内容、全部微妙的细致成分传达出来了。意象中包含着主题，意象又可以最有效地唤起另一个人相应的感受。

文学家是很懂得这个道理的，他们要表达一个情绪，常常是借助于形象：要表达忧愁，说"问君能有几多愁，恰似一江春水向东流"；要表达快乐，说"漫卷诗书喜欲狂"；要表达宁静，说"采菊东篱下，悠然见南山"。江水滔滔不尽是一个意象，漫卷诗书是一个意象，而且采菊和南山也是意象。

文学家用形象或意象可以唤起和改变我们的情绪，心理学家也一样。要消除恶劣的情绪，可以从意象入手。

第二节　"下对下"：意象对话是"地下工作"

也许意识不知道意象的意思，但在潜意识中，我们的深层人格却"知道"对方的潜意识是要说些什么。

人的心理有不同的层面，行为是最外的层面；人的逻辑思维在表层，人的原始认知在深层。

人的心理的各个层面是相互联系的，改变任何一个层面都可以改变整个人。

行为主义心理咨询和治疗是通过改变人的行为，继而改变人。

认知疗法是通过改变人的认知，继而改变人。

精神分析是把原发的过程变成继发过程，把深层的情结提到表层来解决。精神分析会把意象（特别是梦）翻译为日常思维的言语，然后解决。

简单地说，精神分析是一种"上对下"的心理治疗。治疗者是理性的，是在人格的表层进行思考的，但是他要求来访者说梦，梦是在深层的心理活动；他还让来访者放松地做自由联想，在放松的状态下，来访者的联想也会暴露出深层的潜意识；他也通过观察来访者的症状性的行为，探察来访者潜意识中的秘密。在这个过程中，治疗者是位于上层的，而来访者则"退行"到了潜意识中，在心理的深层中，在下面。治疗者和来访者仿佛一起去盗墓的两个人。来访者是工人，要下到潜意识的墓道中，而治疗者则仿佛老手，他不下去，只是在洞口做指挥。来访者把墓中找到的东西（杂乱的、沾满泥土的东西）放到一个桶中，治疗者用分析的方法做绳子把这些东西带到意识中，带到人格的表层，然后把这些清理好的东西给来访者看，让他知道在自己的潜意识中都有些什么东西。

意象对话技术和这些都不一样。我记得一次我和同行讲意象对话技术时，一个同行说，"这是'地下'工作"。的确是这样，我自己也把意象对话技术说成是一种"下对下的心理咨询和治疗"。因为在意象对话中，来访者和治疗者都同样使用原始认知、使用意象，来访者的深层人格可以直接和咨询师的深层人格交流。治疗者和来访者仿佛潜水教练和潜水者，两个人要一起潜入心灵的深处，同样使用意象的语言。治疗者往往不解释这些意象的意义，也就是说，治疗者可以不用总把来访者心理深层的内容带到表层，而可以直接在深层处理这些内容。

"下对下"可以做心理调节，有一个前提：在意识不理解意象的意义的情况下，一个人可以对另一个人用象征性意象传达的信息和情绪有潜意识的认知。也就是说，可以不解释某一个梦或想象中的意象，这时也许我们的意识不知道这个意象是什么意思，但是在潜意识中，我们的深层人格却"知道"对方的潜意识是要说些什么。

曾经做过一个实验，我给完全不懂得释梦的人讲一些梦，然后让他们猜测这些梦的意义，当然，他们的猜测多数都很不准确。但是，我要求他们想象这个梦，试图体会梦反映的情绪时，他们对情绪的判断却都基本准确。所以，我认为他们的意识虽然不知道梦的意义，而潜意识中他们可理解梦。

正如读诗歌或小说，即使不知道作者的意图，也一样会被感动。因为我们的潜意识理解了它。

因此，利用象征性意象，治疗者直接对患者的潜意识层次施加影响，而不必要求患者意识中理解意象的象征意义。

第三节　萦绕在心中的画面：持久盘桓的意象造就心境

人在头脑中不停地描画世界，形成对世界、对人的意象。

偶然的一个意象，会影响一时的情绪。

那么，一个人长时间的心境，是由什么造成的呢？

一个人的几乎不变的性格，是由什么造成的呢？

在我看来，都是意象。只不过，这不是一时的意象，而是在一个人心中，久久盘桓不去的意象。

每一个人心中都有这样的意象。例如，鲁迅的心中有一个长久存在的"战士"的意象，所以他的行为总是像一个战士。

前面从心理能量分析的角度说心理障碍是由于心理能量的压抑或沉溺，由于有情结。换一个角度，在心理的深层，心理障碍或者说心理能量的固结体现为意象。所以也可以说，心理障碍就是意象的异常。

一、人是艺术家

美国心理学家凯利用一句著名的话"人是科学家"概括他的人格建构理论，科学家在其一生中总是不停地发展学说，预测事件，力求弄懂世界。凯利认为所有的人也一样，人们提出自己的概念，提出对世界的看法，然后在生活中检验自己的看法，力求知道世界和人究竟是怎么一回事。

也可以用一句话来总结我们的论点："人更是艺术家。"像艺术家一样，人在自己头脑中不停地描画世界。人不仅有自己的理论，更有自己对世界对人的意象。

所有的人不是仅像科学家一样想弄懂世界，不会满足于有一个对世界的客观的、冷静的了解，他们还想把握世界给自己的感受。画家画画不是为了制造一幅照片，而是为了同时把一些含糊不清的感受把握住。生活中我们使用象征意象，像艺术家一样，把经验转化为头脑中的意象，同时也固定了一种感受、一种情绪的色调。

人不是天生就是科学家的。为了能够冷静、客观地观察，人们必须经过长期的训练。没有人能自发地成为科学家。但是人成为艺术家却自然得多，儿童未经任何训练也可以画出令画家惊叹不已的画。在科学家的训练中，要教给人本来不会的东西；而在艺术家的训练中，除了教一些具体技巧外，主要是帮助人清除后天的东西，让他恢复"天真的眼睛"，因为人本来就是艺术家。由此可见，人更多地使用象征意象。

不能否认，有时所有人都像科学家。但是，对待情绪的经验，更像艺术家，带着感受、情绪认识世界，使用可以把握情绪的认知符号——象征意象。用象征意象的认识是一种情绪化的认识。

二、意象的"代表性"

正如在逻辑思维中使用语言和概念做符号，在原始认知中的符号是意象。

格式塔派心理学家鲁道夫·阿恩海姆指出：意象"绝不是对可见物的忠实完整和逼真的复制"[10]，而是反映事物内在的性质的。一个意象类似逻辑思维中的概念，人们用它理解事物。

鲁道夫·阿恩海姆举例说，当要求被试者说出他头脑中律师的形象时，被试者回答说："我看到的唯一东西就是胳膊上挎着一个公文包的形象。"这一意象就是此被试者心中律师的原型。这不是某一个具体的律师的形象，而是这个人在见过很多律师后，综合这些律师的特点，找到的一个有代表性的形象。这个形象是一个概括的意象。

根据格式塔心理学的研究，意象的概括水平也是不同的。有的是概括水平低的、局限性的、特殊的意象，如杯子的意象、律师的意象；有的是概括水平高的普遍的意象，如"纯洁"的意象、"美国式的生活"的意象。最概括的意象是关于世界的意象，关于人生的意象，可以称之为元意象。由于绝大多数具体的事物、情景都和人对生活的基本感受、人对人与人的关系的基本看法等有关，在绝大多数时候，这些元意象都会出现，它们作为背景出现在较具体的意象中，或与具体意象混合。由于和具体意象的混合，我们很少看到它们本身，但是可以识别出变形后的它们。

如果意象类似图画，元意象就类似于体现某个画家的画的基调或风格的代表作。例如，拉斐尔画了许多画，内容各自不同，但是可以感觉到一个甜蜜、温柔、美丽的女性形象，她在许多画中以种种人的身份出现。拉斐尔画的圣母像中，这一形象表达得最准确，故这幅画是代表作。

瑞士心理学家荣格认为人类存在另一种"原型"，它也是以意象的方式表现出来。这些原型是先天的形式，是"从原始时代就存在的形式"。根据他的理论，有些事物、有些情景，是历代的人都有经历的。例如，每一代人都会见到太阳，每一代人也都会见到母亲，太阳永远是光明的，是人生命的源泉；母亲也都有相似的品质。一代代的重复后，在人的心中，就会留下一个"太阳"的原型，一个"母亲"的原型，在我们的生活中，它会以一个意象的形式表现出来，即所谓原始意象。例如，母亲的原型会表现为我们心中的"母神"形象，她是一个伟大的母亲，有无穷的力量，她像大地一样，滋养和爱护她的儿女。

荣格所说的原始意象，和我所说的"元意象"是不同的，元意象主要是后天的，而原始意象主要是先天的。不过，这些意象都在我们的心中，它们轮番出现，给我们带来种种喜怒哀乐、悲欢离合。

第四节　失乐园：心理障碍的形成

心理障碍形成的几个阶段：创伤性经验产生消极意象，固定强化成为消极的元意象，消极元意象概括扭曲新经验。

从意象角度看心理障碍，基本是这样的过程：心理障碍是消极的意象引起的认知、情绪和行为异常。

心理障碍的产生过程如下：

（1）在早期创伤性经验影响下产生消极的意象。

（2）消极的意象得到相似的消极意象反复加强，或被强烈消极情绪加强，被固定强化并概括，成为一个具普遍性的意象，甚至消极的元意象。

（3）此元意象概括水平高、影响大，就会引发一系列其他症状，即产生心理障碍。

心理障碍维持的原因是：区分想象和现实的能力低，无法根据外界情况修改消极的元意象。患者会把自己根据消极的元意象对外界的想象当成真实情况。也就是现实检验的能力低。

我们都知道，重性的精神病现实检验能力极低，[11]但是实际上，神经症等轻度的心理问题，也有现实检验能力低的问题。

由于意象和语言属于不同的认知系统，用语言改造意象有一定的困难。这样说很抽象，下面做一点具体解释。看看本来心理很健康的幼儿是怎样逐渐失去了他的乐园，而进入悲惨的心理障碍的沼泽地。

一、创伤和消极意象

产生心理障碍的第一步，是在早期创伤性经验影响下产生了消极的意象。姑且假设有几个幼儿，他们的名字分别是亚当、夏娃、张三、赵四、王五。用他们的故事来说明，创伤产生的消极意象是怎么影响人的：

亚当遇到的创伤性事件是被虐待。亚当的母亲是一个未婚妈妈，他的妈妈酗酒而且从事性工作。她没有精力照顾亚当，亚当总是自己在空屋子里，在恐惧中等着妈妈回家。假如妈妈回来的时候心情好，她会给亚当带好吃的而且陪他玩，假如妈妈喝醉了而且心情不好，她就会拿亚当出气——这样的时候居多。

夏娃的生活本来好得多，她的父母感情很好，母亲尤其喜欢她。

但是，她 3 岁的时候，母亲因车祸死去。

张三并没有遇到这些特别严重的事情，他的家庭可以说是一般的家庭，父母都是本分的老百姓。他没有遇到过很大的创伤性事件，不过生活中总有一些小的创伤。例如，街坊中有一个小地痞，经常和他父母打架，他的父母老实，经常受小地痞的气。为此，父亲经常会生闷气，母亲就会抱怨父亲，而小张三在这个时候就感到很胆怯和郁闷。

反复出现的事件也许并不强烈，但是由于次数多，其影响也很大。

赵四也没有遇到什么大的创伤，遇到的不过是每天的小问题。如母亲对她的忽视，也许只体现在没有及时发现她饥饿了，在成年人看来是小事，对儿童也可以成为创伤性事件。例如，有一天她母亲杀了她养的小鸡，她的感觉中，妈妈杀的是她的一个小伙伴。

甚至一些表面上不是创伤性的经验实际上却是创伤性的。例如，王五的父母对他很溺爱，一切听他的。实际上这也是创伤性的经验。因为，这使得王五产生一种感受——他不能用语言表达。如果用语言表达，是不安全感："如果他们连我要赖都没有办法对付，他们是无能的，不能保护我。"在心理治疗中，回忆童年时，王五也的确这样说。

由于心理障碍产生的第一步往往发生在生命早期，那时形象思维占据着比逻辑思维更主要的位置，所以创伤性经验引起的是当时的主要符号系统——意象的异常。而且正如前面所说，人对待情绪的经验，不是像科学家一样思维，而是用有情绪的符号——意象去把握。心理学家皮亚杰指出，当儿童面临无意识的冲突时，如性兴趣、防止忧虑和恐怖、防止被攻击、防止与攻击者在一起、因害怕冒险或争夺而畏缩，他就会"需要一个更直接的象征作用"。皮亚杰是在分析象征游戏时这样说的，象征游戏是意象活动的表现之一，但是这也适合其他意象的活动。[12]

当创伤性经验引起一种消极的感受时，当时的知觉被加工为意象。这个意象可以是当时情景的表象，也可以是一种象征性意象。意象成为情绪的一个组成部分，被储存在记忆里。

在同一天，亚当记忆中的消极意象是："妈妈喝得醉醺醺的，骂我打我"；夏娃的是："看到妈妈一动不动躺在白床单上，不理我"；张三的是："爸爸在抽烟不说话，妈妈在抱怨爸爸，自己躲在墙角，心里很害怕也很闷"；赵四的是："小鸡被杀了，自己在哭，妈妈笑着说，'哭什么，这不过是只鸡'"；而王五的是："自己哭闹后，爸爸妈妈给自己买了一辆很大的模型汽车。他们愁眉苦脸地在一边站着，而奇怪的是自己并不高兴。"

这些消极意象都带着相应的情绪，留在了他们的记忆中。

二、乌云渐渐布满——消极元意象

类似的事件重复发生，类似的意象反复出现，就会加强成为一种模式。

消极的意象得到相似的消极意象，反复加强，或被强烈消极情绪加强，被固定强化，成为消极的元意象，在消极元意象基础上又产生了心理障碍。

亚当反复受到妈妈的虐待，"妈妈喝醉了，骂我打我"的意象就固定强化了，一想到妈妈，就是一个"喝醉了在打人"的形象，同时他就会产生一种又恐惧、又不得不依赖她的复杂的情绪。

夏娃则因为被母亲去世的强烈情绪刺激，形成了一个元意象："我是一个被抛弃的小女孩，无依无靠。"她和《红楼梦》中的林黛玉是一样的。

……

王五经常发现父母对自己无能为力，最后形成了一个元意象："我是一个小主人，而父母是一对伺候在我床边的老仆人。"虽然这个情景没有出现过，但是王五总觉得好像见到过这个情景。他很烦，"我找碴把杯子摔在老男仆身上，他就老老实实地收拾打扫。"

消极元意象是象征性的，因为即使它是包含创伤性事件的具体情景，这一情景也有了象征意义。例如，赵四记忆中有一件事是"被父母遗失"，这是"父母忽视我"的象征。而她记忆中的"小鸡被杀"事件也有了新的象征意义，这象征着"母亲不理解我的感受"。

这一过程反复进行就会形成概括水平越来越高的元意象。消极的元意象反映了对世界、对他人对人际关系的消极的基本认识。当形成消极的元意象后，由于其影响大，就会引发一系列其他症状，即产生心理障碍。

长大后，亚当偏偏选择了一个脾气像他母亲的女人同居，他对那个女人很好，但是那个女人总伤害他，于是他有了抑郁症。夏娃总的来说还好，但是在结婚后产生了怪心理病，她总担心丈夫会出车祸，丈夫如果回家比她晚十分钟，她就紧张得不得了。除了上班，她不让丈夫出门，她说何必冒出车祸的风险到外面去。在她的心中，有一个"突然失去亲人"的消极元意象。

张三、赵四、王五也有心理问题。

元意象可以影响人对事物的认识，有消极元意象的人对世界的认识是歪曲的。认知行为模型认为不是事件，而是人对事件的观念引起情绪和行为。意象模型认为不是外在事件，而是人通过元意象的过滤而看到的事件引起情绪和行为。有消极元意象的人对世界的认识是歪曲的、消极的，他们看到的世界是有问题的。因此，他们会产生消极情绪和不适当行为。这里说的"不适当行为"，是外界对他们的评价。而对他们自己来说，他们并不认为不适当。例如，一个人的消极元意象是"世界是战场"，他就会在任何人身上看到敌意，就会把任何人看作敌人。对他来说，他的恐惧逃避行为是"合理的"。赵四的元意象是"没有人理解我、关注我的感受"，所以她不交任何朋友，她觉得这也是合理的。

消极元意象引起心理障碍，各种不同的心理障碍的区别源于不同的消极元意象。上面例子中的五个人，元意象不同，心理障碍也不同。亚当受虐，夏娃焦虑，张三因为胆怯产生了社交恐惧症，赵四自闭而且忧郁，王五则有暴力行为。我们可以找出每种心理障碍特有的消极元意象。每种消极元意象决定了对世界、人生的一种基本的感性认识，决定了某个人的情绪基调和基本行为模式。

例如，"战场上的无人注意的伤兵"这一消极元意象，反映了"世界是危险的，我是无力的，我不被别人关心"等认识，这种感性认识不见得能用语言清楚表达出来。此消极元意象还决定了一种恐惧、哀伤、愤懑混合的情绪基调，一种无所作为、逃避的、有时用言语攻击别人的行为模式。而且，即便遇到了与之不同的新经验，消极元意象也会使人们对新经验的认知造成歪曲。

三、以偏概全的倾向

从一个消极的意象到形成一个概括化的、消极的意象原型，是一个泛化的过程。

婚姻失败的女子说："男人太靠不住，好色，没有责任感。"实际上，她不过是遇到了一个"靠不住，好色，没有责任感"的丈夫，对其他男性，她并无了解。这就是泛化。她的泛化带来了一个偏差，她把在某一个男人那里发现的真实推广到其他男人，而其他男人未必是这样的人。

实际生活中，这样的大偏差出现较少，大多是有小的偏差。但是积小成大，渐渐地越来越失真，能量也渐渐转化或转向，就形成了心理障碍。有时偏差和语言表述有关系，因为语言本身就有泛化性。例如，我们说男人如何如何的时候，所取的经验永远是来自部分男人，但是这个结论是推至所有男人的。

受语言的影响，或者不受语言的影响，受"相似者相互感应"规律影响，意象也就泛化了，由一个具体的事物的意象扩大为一个原型性的意象。这都造成一种以偏概全的倾向。

泛化是有益处的，益处是拓展经验，举一反三。从一个男性那里得到了教训，在其他男性那里就会有所提防，免得重蹈覆辙。但是也会带来错误的可能：如果另一个男人刚好不是那样的人呢？

心理问题就出现于在泛化的错误出现后，不能纠正。

第五节　"拂了一身还满"：心理障碍的维持

心理有障碍的人现实感很差，劝说对他们而言没有效果，他们也会很执着。

一、把幻想当作现实

有心理问题的人，往往区分想象和现实的能力低下。他们无法根据外界情况修改消极元意象。他们会把自己根据消极元意象对外界的想象当成真实情况。这就是他们心理障碍维持的原因。

想象是借助意象来推测未来的过程。他们过去的生活中有不幸、有创伤，形成了消极的意象，他们的想象也就比较灰暗，他们对未来的推测也比较暗淡。

但是真实经验很可能和他们想象中看到的不一样，如果他们区分想象和现实的能力健全，他们就可以发现，实际的事件和自己的想象有差别，从而修改自己的消极元意象。

例如，有一个小时候被专制暴虐的父亲吓坏了的孩子，在他的心目中，父亲是不可战胜的恶魔。对一个5岁的儿童来说，这样的父亲的确可怕。但是，现在的他已经20多岁，有自己的工作，也有自己的家庭，实际上现在的他完全不需要再怕父亲。如果他有能力看看现实，就会知道父亲已经不可怕。但是，如果他不能很好地区分现实和想象，他就觉察不到，或至少不能清楚地觉察到，事实不同于自己的想象，他会把想象当成现实。这个孩子的想象中，如果违抗父亲，父亲可能会打死自己。抑郁症患者认为，自己真的是完全无能，世界上真的没有谁会帮助自己，世界一片灰暗。因为在区分能力差的他们看来，意象是如此活生生地呈现在眼前，是如此真真切切，他们不能想象世界会有另一种面目。因此，他们不会想到修改消极元意象。

即使在意识中，他们知道现实是什么样子，但在他们潜意识中的意象却还是一些可怕或令人悲哀的想象。林黛玉的想象是："在大观园中大家都轻视我，连奴仆中的老婆子都轻视我，这里住不得了。"她还想象："薛宝钗虽然表面很好，实际上未必那么好，她心里也许藏奸。"她想象自己"孤独无依，体弱多病，如同将落的鲜花"。假如有能力区分想象和现实，就会发现现实不完全和她的想象一样。大观园中虽然有钩心斗角，但是她的那些姐妹和宝玉毕竟介入较少，而且也并没有谁专和她斗。没有谁轻视她，一开始贾母还是挺怜惜她的，老婆子更不敢轻视她，姐妹们对她的聪明可爱处也都很欣赏，就连薛宝钗也是一样。就算薛宝钗有点嫉妒她，但是，朋友间有些嫉妒也很正常，还远远没有到"恶性嫉妒"程度。只有她体弱多病是现实，但也不是不可以改变的。如果她看清楚了现实，本不需要那么抑郁。

区分想象与现实的能力，人与人为什么会有不同？这有几种可能：

① 有可能是先天素质性原因。

② 有可能是他们长期自我关注，和外界联系少，很少在生活中实际进行区分。我觉得林黛玉的原因就是自我关注太多了。

③ 有可能是消极的想象会削弱这种能力，还有可能就是情绪太强烈的时候就减弱了这个能力。例如，在心情非常烦躁的时候，很容易看不清楚周围的情况。莎士比亚名剧《奥赛罗》中的主人公，听信谗言，怀疑妻子有外遇。他不断地想象妻子和其他人在一起的情景，越想越愤怒，于是判断力丧失了，他看不到现实是妻子对他很好、很忠诚。

我相信作为一个很优秀的人，奥赛罗平时是有判断力的，为什么在那个时候没有了呢？因为消极的想象被激起了，消极的情绪太强烈了。更有一种情况是，因为害怕现实而宁愿把想象当现实。例如，一个依赖性非常强的妻子，隐隐约约感觉丈夫有外遇，但是害怕这个现实，她离开丈夫就难以生活，又不能接受丈夫有外遇。于是，她宁愿想象丈夫没有外遇。

具有消极元意象与缺少区分想象和现实的能力，这两点加起来就足以造成心理障碍。如果只具有消极元意象而不缺少区分想象和现实的能力，心理障碍将不会维持而将自愈。如果缺少区分想象和现实的能力但是不具有消极元意象，也不会成为心理障碍。这些人想象中的世界很美好，看事情很乐观，所以心理状态很好。

所有心理障碍患者都有消极的元意象。所有心理障碍患者区分想象和现实的能力都低。正常人中也有一部分人此能力低。他们是好幻想的人，心理学家把这些人叫作"弱自我界限"的人，他们很适合做艺术家，因为他们对自己的梦、幻想等很有感受力。对他们来说，这些和外界的现实没有多大区别。他们不适合做政治家、商人和其他干很实际的事情的人，因为他们不实际、不现实。

森田疗法的创始人森田正马提出"精神交互作用"是维持神经症的原因。所谓"精神交互作用"，也就是说自己越注意自己的消极感受，这个感受就越明显，于是越要注意到消极感受，形成恶性循环。实际上，神经症患者是把某种体验当成了现实。他说："梦这种东西就是某种观念、情感和痛苦的体验，在脑海中浮现出来后，照原始状态立即当现实来加以感受的。患者的发作也可以比作这种做梦或幻觉。"

所以，意象对话技术也致力于帮助来访者学会区分想象和现实。

二、一说就是错——语言的局限性

意象和语言是两种不同的思维。语言是逻辑思维，意象是形象思维。想用逻辑思维中的语言改造意象是很困难的。意象本身不包含语言。可以用语言描述意象，例如说抑郁症的元意象是"荒凉的"等，但是"荒凉的"这个词不是意象中本来所有的。如果说意象像一幅画，描述它的语言只是画边上的说明文字。

可以对抑郁症患者说，世界不是荒凉的。甚至可以让他也承认这一点，但是，这不能改变意象。改变说明文字不能使画的内容改变。这一点可以解释为什么人们会明知道某些情绪不合理却改不了。因为对类似一幅画的意象来说，无所谓是否合理，所谓合理是合乎逻辑、道理，而意象是与逻辑和道理无关的。如果一个人有不合理观念"我永远不可能成功"，我们可以证明这句话不合理，但是，如果他有一个灰暗的元意象，无法证明这个意象不合理。意象不是命题，没有"真""伪"，所以无法证明一个意象"错误"。

潜意识中的心灵是用意象的，所以语言对它的影响很有限。一个自卑的人，不断对自己说："我不要自卑，我要自信。"但是，这些话的用处很小，他还是自卑。一个人不断对自己说"我不要怕女人"，但是他还是怕。

一般人发现别人心理有问题，最常用劝告的方式，但是劝告很少能起作用，就是因为语言有局限性。

认知行为心理治疗的观点认为：心理障碍的原因是不合理的思维。我们的意象模型认为，心理障碍的本质是消极的意象，不合理的思维模式是由消极意象引起的，是消极意象的注解。患者的思维能力并不低，为什么会有那么不合理的思维呢？如果说是他们形成了不合理的思维模式，为什么在其他问题上患者的思维却可以完全正常甚至很聪明呢？我们的答案是：患者不合理的思维只是对内心的意象的一个描述，这一描述是不合理的，却符合他内心中意象的实际状况，因此这是他"内心的现实"。只有改变元意象，不合理的思维才能根除。

例如，那个怕女人的男人，他的不合理思维是"女人很可怕"。但是，为什么他有这个思维呢？是因为他心中有一个意象。有可能他想象中有"一个张大嘴吃男人的女妖"的意象。我们对他说："女人有什么可怕？女人不可怕。"他自己可能也这样对自己说，但是，一旦接近女人，那个"女妖"的形象就浮现在他的心灵深处。这个时候，恐惧情绪自然就升起来了，说"女人不可怕"也是没有用的。因为，在潜意识中，这个女妖的血盆大口明明是非常可怕的。除非改变意象，改变他心中的"一个张大嘴吃男人的女妖"形象，他才能够不再恐惧。

意象对话技术就是改变意象和意象的原型的技术，它对心理障碍有治疗作用也是很自然的。

三、真有刻舟求剑的人——执着

痛苦是因为执着。心理障碍的维持也是因为执着。例如，女孩子失恋，痛苦不堪，感到没有了这个人，活着没有任何意义。旁人也许会劝说："天涯何处无芳草。"但是，这话对女孩子是没有用的，她的心在大叫说："我只要这一棵草。"为什么呢？因为女孩子说："我爱的是他，而不是随便的什么芳草。"

在她遇到他之前，她是快乐地活着的，活得也有意义。为什么现在她却觉得活不下去了？为什么她只可以在他一个人身上获得幸福和快乐，而不可以在别人身上得到？是因为执着。

我们把心理能量投射到一个人身上，当这个人离开了我们，我们不是马上可以把这些心理能量转到别处的，这个"惯性"就是执着。

执着是能量的不灵活。为什么会有执着呢？是因为一个观念。例如，这个女孩子的观念就是："我爱的是他，他可以满足我，让我快乐。"

她这样想是有理由的，是有她过去的经验作为根据的，所以是难以被驳倒的。因为过去她在他这里得到过快乐，在别人那里没有得到同样的快乐，所以她不相信"天涯何处无芳草"，因为在她的经验中，没有别的"芳草"使自己快乐的经验。她的大脑可能知道你的话是对的，但是她的心不知道，心只知道自己经历过的事情。但是我们是可以消除一些执着的，我们可以帮助她改变观念。

可以把"你爱他"，改为"你爱的是你和他在一起时的感受""你爱的是爱情"。这样的话没有改变能量的方向，只是把能量由终端回收了一些。然后，渐渐改为"你爱的是你自己的青春"。当能量回到起点的时候，它就有可能转向。既然爱的是青春，另一个人的爱情也可以焕发你的青春。失恋是这样，其他时候也常常是这样。

我们说心理创伤引起了心理障碍，但是心理创伤是过去的事情，已经过去了，为什么还会影响如今的生活？人在变，世界在变，为什么心理障碍患者的恐惧痛苦和悲哀却不变？是因为执着。

执着就是心理能量转向和转化的障碍，就是刻舟求剑，不知道变通。而心理咨询和治疗，就是帮助他们变通。用意象对话可以转变意象，也就转化了心理能量，也就是在消融执着。

第六节　改变了意象就改变了人

我们把一个人心中消极的元意象改变为积极的，他的人生也就成为积极的了。

要改变意象不是一件容易的事。有一种常见的误解，认为意象既然是我们想象出来的东西，是虚幻的东西而不是实体，就应该可以随意改变。但是，试一试就会发现事实远不是这样。

有一次，一个大学生做意象对话。起始的意象是进入一个山洞。他想象在山洞中捡到了一些玻璃和石头。

做完这次意象对话后，我说起意象不是我们能完全控制的，我们想象出来的是什么东西，归根结底是和我们的心理状态有关的。假如心态很好，你想象中在洞里找到的东西就会很好。这个大学生有点不相信，说："我要想象什么就可以想象什么，我现在就回到洞里，找一大堆钻石带出来。"他想象了一下，大声说："我想象出钻石了，我把它们拿起来了。"可是，过了一会儿，他偷偷地小声告诉我："我拿到了钻石，但是一出洞口，它们就变成了玻璃和石头。"

意象难以改变，元意象更难改变，之所以难改变，有一个重要的原因是它们都带着大量的心理能量。我们必须知道，如何引导意象才可以释放这些能量，或者让能量流转变方向，必须了解能量流转向的规律。这样才可以最终让元意象改变。

这个过程需要很多时间。例如，一个人有一个抑郁悲哀的元意象。上面积攒着 30 年的悲哀，30 年有大量的心理能量在这个意象上。我们要改变这个意象，就必须让这 30 年积聚的能量都释放出去，这需要很多的时间，至少，需要痛快地哭几十次。

改变意象治疗心理障碍的过程也是一个正本清源的过程。前面说过，心理障碍产生过程中有一个泛化。例如，一个女孩子失恋了，她说："男人不是好东西。"这就是泛化。而心理治疗的过程，是让她注意到，有些男人（例如她父亲或者某一个男老师）是一个好人。让她看清，她的怨恨是来源于对一个男人的，而不是对所有男人的。这就是正本清源。正本清源的过程，就是把泛滥出的能量归回它原来的地方。这样，意象就可以转变，她可以分出至少两个男性形象，一个不好，一个好，以后还可以进一步，分化为 10 个男性形象，分别代表 10 种类型的男性——有很好的，有不好不坏的，有三七开的，有坏的……这样，她对男性的态度就不是一概否定，她也就可以和不同男性建立不同的关系了。这就是心理咨询和治疗的意义。

把一个人心中消极的元意象改变为积极的，他的人生也就成为积极的了。当然，还有一件事情可以做，就是改善来访者的现实检验能力，也就是区分想象和现实的能力。这个能力提高了，来访者自然就发现，他们原来的消极世界观错了——世界虽然不像他们希望的那么完美，也绝不是他们以为的那么坏。

魔鬼是化了妆的天使

我有时会对来做心理咨询的人说：祝贺你有了心理障碍。对遇到了不顺利的人说：你遇到了一个好机会，千万不要白白放过。

这听起来仿佛是一种嘲笑，所以一般我不轻易说，但是在我自己心里，我真的感到要为心理障碍祝福。

心理障碍可以提供一个机会，让人们发现自己、发展自己的机会。心理障碍把人们过去不引人注意的小的弱点放大了，它迫使人们改变自己一再挣脱心理障碍的过程中，人的心灵经历了锤炼，所以在心理障碍解决后，一个人不是仅仅会"像过去一样健康"，而是比过去还要健康。

破房子遇到了雨天，是房子的心理障碍，但是正是它让人们知道了房子哪里漏水，如果堵住了漏洞，那么雨过天晴，这座房子会更加"健康"。

当然，很少有人知道怎样面对心理障碍和挫折，也很少有人能够利用心理障碍或者挫折的出现而发现自己、发展自己，除非他经历了一次成功的心理咨询或心理治疗。

有过这样的一个例子。一个女孩，从小生活很顺利，自己也很优秀，长大后顺利考上了名牌大学，然后又保送上了研究生。往往才女不美丽，可是这个女孩子却是才貌双全的美才女。往往美女嫁得不一定好，但是她的丈夫是一个很成功的企业家。她的生活似乎是由鲜花塑造的，她的笑容似乎永远灿烂，她感到一切都那么美好。

可是后来变了，"快乐的乐章演奏完了，低沉的音调中，'魔鬼'来了。"她说。

丈夫心脏病突发而死，据说，是因为企业中工作压力太大，而且多个项目失败，负债累累。在他去世前的晚上，他一切照常。半夜，她隐隐约约听到他叫她，但是她困了，懒得理他。第二天早晨，她醒来，他已经没有呼吸了。一瞬间她非常恐惧。

她从此失眠，并且没有一天不失眠。直到她来做心理咨询的那天，3年多1000多天里，每天她睡的时间不超过3小时。好不容易睡着后，也会突然惊醒，心怦怦地跳。或者她刚刚睡着就梦见他，每次都是魔鬼一样可怕的样子。

在咨询中，她感到很自责，她说如果她知道会这样，她本应该在他叫她的时候醒过来，也许她还可以救他。她说："他做了鬼会来索我的命，因为我没有救他。"她说她不可能再爱别人了，但是他在她的心中也不是一个可爱形象，他很可怕。

她是一个基督徒，虔诚信仰上帝。她说她祈祷上帝帮助她，但是上帝似乎也遗弃了她。她对心理咨询也没有抱什么希望，她说："只有上帝能救我，但是，他似乎听不到我说话。也许是因为魔鬼来到了我身边吧。"

对她的咨询从几个方面做，我帮助她理智地思考，让她领悟到，她的自责是不合理的，因为她不可能预见到丈夫会有心脏病，她也不知道他正面临着巨大的压力（他从不对她说这些），在困倦时听到丈夫叫而没有答应也是常见的现象。我让她理解，自责背后是她的一种幻想，幻想自己听到了丈夫的叫声，醒了，及时去了医院，幻想她可以不遇到这个灾难。

我用种种方法，让她在心理上放弃这个幻想，放弃"如果这一切都没有发生"的思维，接受现实。她很悲伤。然后，我从她的信仰谈起。我对她说，你把上帝看作一个万能的，而且非常溺爱你的父亲。他不应该让你受一点点苦，应该满足你的一切需要。但是人必自助而后才会有天助。假使有一个"在天的父亲"，他也不应该是一个溺爱的父亲，而应该是一个懂得怎么教育孩子、锻炼孩子的父亲。你不要怀疑他，你应该想想他给你这些苦难是为了你好，你可以想一想他的目的是什么。

心理学家和那些宗教信徒不同，我们不认为天上有一个上帝存在。但是，我们相信，个人遇到什么样的命运，偶然中实际上有很多必然。丈夫突然去世，对她是一个偶然，但是她之所以会感到这个事件如此突然，是因为丈夫在压力很大的时候，没有告诉她。而丈夫之所以不告诉她，是为了不让她紧张，因为她"从小是被宠大的，经受不了这些紧张"（她丈夫和朋友说的话）。命运中出现这一事件，和她的性格是有关系的。

我对她说："假如这个灾难是有意义的，它的意义是什么？"

当时她没有回答，回答这个问题是在经过长时间咨询后，她已经奋力战胜了恐惧，战胜了自己依赖的欲望，变得很独立。那时她回答说："如果没有这个事件，我永远是一个不懂事的孩子，受宠爱的孩子，永远不会真正独立，而且，我也不会懂得珍惜别人、关心别人。……我过去对丈夫的去世一是害怕，二是自责，另外还有的是一种怨恨，仿佛怨恨一个抛弃了妻子而出走的丈夫。也许就是这个怨恨，使我在梦里把他梦为魔鬼。但是现在我感到他的去世仿佛是他为我做的一个牺牲，我感到他是一个天使，是从上帝那里来的，也是为了我的心灵成长而离开我的。他离开我，是让我学习自立。我感到他的眼睛仿佛在天上关心地看着我。我爱他，感激他。我比任何时候都爱他，但是我也知道，现在我已经可以去爱另一个人了。……"她还说："我现在意识到过去的我有一种傲慢，一种幸运者的傲慢，我实际上对其他痛苦中的人没有真正地关心。经过这一切，我也改变了，我不那么傲慢了。我知道了人是多么脆弱，人的内心世界是多么孤单，我现在才知道什么叫真正的关怀。"

"我是不是可以把你的故事讲给别人听？"我问，"不说你的名字，你知道，你的故事可以让人们相信痛苦、灾难和心理障碍都是有意义的。即使是你遇到的这样的情况，都有它的积极价值。"

"可以，"她说，"告诉别人，有时，魔鬼是化了妆的天使。"

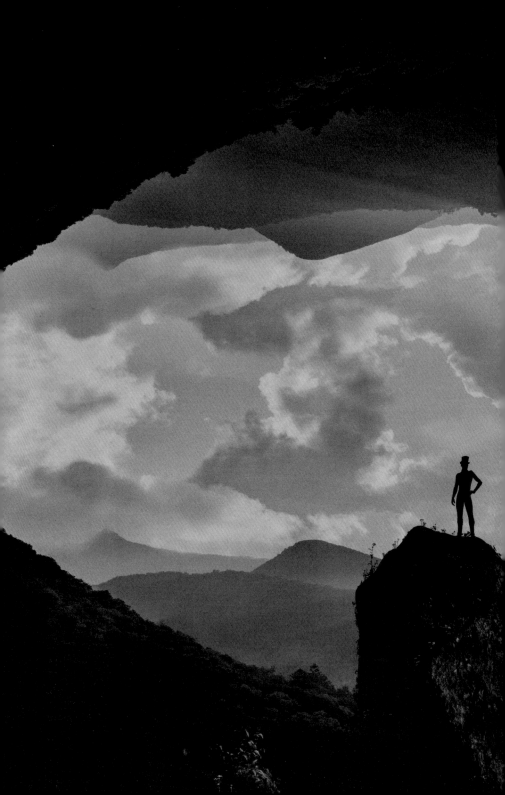

探知
隐秘的自己

中篇

黛玉趁此机会说道："我便问你一句话，你如何回答？"宝玉盘着腿，合着手，闭着眼，嘘着嘴道："讲来。"

黛玉道："宝姐姐和你好你怎么样？宝姐姐不和你好你怎么样？宝姐姐前儿和你好，如今不和你好你怎么样？今儿和你好，后来不和你好你怎么样？你和他好他偏不和你好你怎么样？你不和他好他偏要和你好你怎么样？"

宝玉呆了半晌，忽然大笑道："任凭弱水三千，我只取一瓢饮。"

黛玉道："瓢之漂水奈何？"

宝玉道："非瓢漂水，水自流，瓢自漂耳！"

黛玉道："冰止珠沉，奈何？"

宝玉道："禅心已作沾泥絮，莫向春风舞鹧鸪。"

这是《红楼梦》中一段对话，足以证明我们什么都是古而有之。这就是古代的意象对话技术。用水中一瓢的意象，宝玉和黛玉小姐就可以交流心事，而避免了直白，避免了尴尬，更避免了封建礼教的压抑。

当然，细说意象对话技术，就不是这么简单了。

第五章
用意象对话做心理咨询

记得苏东坡在讲述写文章的方法时，把写文章比作流水，说"文无定法，行乎其不得不行，止乎其不得不止"。有时我非常欣赏这话，假如可以乘时间机器回到宋朝，而且非常幸运，作为朋友听他说这句话，我定会击节赞叹。但是，假如我是一个校长，苏东坡碰巧被时间机器带到今天，而且他非常不幸，当了我学校的语文教员，我听他对学生这样说话，我想我一定会扣他的奖金。

因为文章可以说是"文无定法"的，如果拘泥于条条框框，就会形似而神离。但是，对初学者，如果强调"文无定法"，初学者就没有路径可以进入——而且，归根结底，文章毕竟还是有一些基本的"法则"的，只要不拘泥，这些法则还是有一些指导意义的。

意象对话技术也是一样，可以说它就像是两个人用象征的语言在交流，是心和心的交流，是自由的交流，靠的是咨询师的直觉和悟性，以及他真诚的态度和关心，没有绝对固定的程序。另外，意象对话毕竟也有一些基本的程序。

第一节　引入的方法：和来访者一起造梦

我们可以事先为来访者解释，意象对话是一种心理学方法。我们一起做一些想象，就仿佛一起编一个白日梦。

意象对话是两个人做，一个人做引导者，引导着另一个人想象。引导者自己也可以同时做想象。心理咨询师往往是做引导者，被引导者则多是来求助咨询师的人，后者统称为来访者。

意象对话技术不像其他心理咨询和治疗技术要求的条件那么多，有时甚至在酒桌上也可以做。不过不论在什么场合做，首先要简要说明这个方法，从而引入意象对话。

如果不告诉对方意象对话是怎么一回事，突然就让对方闭上眼睛去想象，对方会是什么感受？我想大概对方一定会感到很迷惑而且害怕，他不知道你要做的是什么鬼把戏。

小孩子比较好办，我们只要说："我们做一个游戏吧，我说什么，你就想象什么。然后你告诉我你想象出来的是什么样子。"或者说："我们一起编一个故事吧，故事的一开始是……"对成年人就不行了，成年人戒备心强，先要给对方解释一下意象对话技术。

我们要告诉他，意象对话是一种心理学方法。我们一起做一些想象，就仿佛一起编一个白日梦。这个过程可以用来测出他的一些心理，也可以调节情绪，甚至改善他的性格。如果对方是有心理问题的人，就告诉他这个方法对治疗这种心理问题是有效的。还可以讲一些过去别人做意象对话的例子，让对方对意象对话有一个感受和初步认识。一般来说，知道了别人的例子，对方都会产生好奇心，产生试一试的念头。

但是，作为心理咨询师一般不要说出过去做意象对话的人的名字，要对做过的人保密。这样，现在要做的人才有安全感。当然，任何一个心理咨询师都知道保密原则，应该告诉来访者："你的事情如果不希望别人知道，我绝对会保密。"还可以告诉来访者，这个方法不是催眠。

在非正式场合，也可以很简单地介绍说："我有一种心理测验的方法，很有趣，就是通过想象，可以测出你的心理。"一般来说，人们对心理测验都很有兴趣，这样说就可以了。在正式的心理咨询中，解释可以多一点。但是也不需要太多，因为对方也并不是要来学习心理学，不是来学习意象对话技术，不必要知道太多。

解释完之后，就可以引入了。先说好让对方根据自己的要求进行想象。要说明一下，不要刻意地、努力地想象，意象的出现应该是自动浮现在意识中的。还要告诉对方在想象过程中不要询问咨询者自己的意象有什么象征意义，以免中断想象过程。然后要做的是先让他放松。坐的姿势要舒服些，调节一下呼吸，闭上眼睛（也可以不闭眼，但闭眼比较好）。放松下来后，就可以开始想象。

第二节　起始意象探索不同心理侧面

"房子"的想象探索心理状态，"坑"的想象探索面临的困难，"花和昆虫"的想象探索两性关系……

心理咨询和治疗者可以先设定一个内容，让来访者想象。例如，"请想象你看到了一座房子，告诉我，那是什么样子的房子？"或"请想象你走进自己的头，在里边你发现了什么？"这些要求患者想象的内容是针对某些特殊问题的，相当于投射性的测试题。例如，"房子"是内心世界的象征，平时说"心房"，也就是潜意识中把心比作一个房子。那么，当说"请想象你看到了一座房子"的时候，实际上对方的原始认知中，就把这话理解为"请看看自己的心房"，来访者的意象就是他内心的象征。根据来访者想象出的房子的特点，就可以判断其心理状态。

"房子"的想象是用得最多的，因为它最简单，而且它可以揭示出人的心理的基本状态。

有一个高中生想象房子的时候，画面是这样的："房子的外面是一圈围墙，进去是一座城堡。城堡的门关着。"

从房子的状态看，这个高中生的心理问题显然是太自我封闭，他缺少安全感，害怕被伤害，所以他想象中的房子不仅是封闭的城堡，而且在外面还有围墙。

事实也正是这样，这个男生的问题正是他和同学交往太少，他说同学经常嘲笑他身上的一些小小的缺点，他不知道为什么他自己很难和别人交朋友。

还有一个"房子"是这样的："破旧的房子，很久没有人住，房子很脏，有一些垃圾和死猫、死狗等。"房子脏，象征着心理状态不好。这个想象者是一个住院的强迫症患者。

"房子"是用得最多的一个"设定意象"。还有其他一些常用的意象，例如，让来访者想象掉进一个坑里，然后问他："你想象中的坑是什么样子的？坑里有什么东西吗？坑是深是浅？是不是容易爬出来？""坑"是面临的问题的象征，它可以展示来访者现在面临的心理问题是什么。例如，一个20多岁的男孩子的想象是："这个坑非常深，非常黑暗。我在往下掉，一直掉，但是没有掉到底。我非常恐惧……"这是一个深度的抑郁症患者。

一个女孩子的想象则不同："坑深大概到我腰，坑里有一条可怕的蛇。我想离开这个坑，可是在坑外有老虎和狮子。"蛇的象征意义很多，在这里它象征"性"。我相信这个女孩对"性"有恐惧感。那"可怕的蛇"是她的男友的象征，虽然她对男友的性冲动恐惧，但是她不敢离开男友，因为她对外边的世界更害怕，"那里有老虎和狮子"。

设定的起始意象还可以有很多，分别可以探索心理的某些侧面。例如，我们想知道一个女性对异性的态度，可以借鉴美国心理学家舒尔的"花与昆虫"意象，可以让她想象一朵花，然后想象有一只昆虫正飞向这朵花。如果想知道一个男性对异性的态度，可以让他想象一只昆虫正飞向一朵花。然后问女孩这花有什么感觉，问男性这昆虫有什么感觉，并问他们想象中随后发生了什么事情。

除了用这些起始意象，还可以从来访者的梦开始，让他从梦中的一个片段开始想象，仿佛在重新做这个梦。例如，来访者在说一个梦："我梦见背后有什么在追赶我，我非常恐惧，想拼命跑，但就是跑不动……我不知道是什么在追我。"

我会让他从梦开始想象："想象你现在在跑，后面有什么在追你，你很恐惧。但是你看到我在你面前，我对你说，'我知道你害怕，但是你一定要回头看一眼，看是什么人或者什么怪物在追你。不看清楚，你就不可能跑掉。'回头看一眼，后边是什么？"

梦中被追赶都代表着潜意识中有所恐惧，而后边追赶者就是他所恐惧的事物的象征。回头看一眼就象征着要敢于"面对"自己的恐惧，敢于面对恐惧才会知道自己恐惧的究竟是什么，才可以最终消除这个恐惧。

还可以从来访者自己使用的比喻开始。例如，来访者说："我的脑袋里好像装满了东西一样，沉重得要命。"

我就会从这个地方开始，"那么你闭上眼睛想象一下，想象你脑袋里装了很多东西，然后看清楚，装的是什么东西？""我想象其中装的是一些绞成一团的破烂铁丝……"这样，一次意象对话就开始了。

如果发现来访者的身体有些部位比较异常，也可以从这里开始。例如，来访者在说话的时候，用手抚摸着自己的胸口。我就会这样说："现在，想象你的手和你的胸口都会说话，仿佛它们是两个人。他们会说些什么？"

熟悉其他心理治疗的人会发现，这个方法在别的心理治疗中也偶有应用。

不论从哪里开始，总之一次意象之旅就这样开始了。

第三节　来访者的意象可以告诉我们什么

意象可以呈现来访者的心理冲突、他的性格、他的思维方式，甚至猜出他的生活史。

来访者想象的意象都有象征意义，心理咨询和治疗者可以分析其象征意义，但是他们一般不对来访者解释意象的象征意义。例如，来访者想象："房子里有水坑，坑里有一条蛇昂着头，我很害怕。"治疗者分析出这是"性象征"，但是不必说出来。再如，来访者的意象是："我跌入陷阱出不来，绝望地哭泣。"治疗者理解其象征意义为"陷入了困境"。

对意象进行分析的方法和解释梦的方法是完全一样的。梦和想象中的意象都是原始认知的结果，有一样的规律。分析意象会让你感到非常奇妙，你想象不出一个意象能告诉你的东西是如此多。你可以知道来访者的心理冲突、他的性格、他的思维方式，甚至可以猜出他的生活史。有时我说出分析后，准确的程度会令来访者目瞪口呆。

我的意象和梦的分析方法与弗洛伊德的不完全一样，一般我不用"自由联想"。在意象对话的过程中，如果我打断了对方的想象过程，做什么自由联想，后面的想象过程不就被干扰了吗？何况我和荣格一样，认为梦中和想象中的形象大多是一些普遍性的象征，我不必让来访者做自由联想，也可以知道它的意义。

在意象对话中，来访者想象出来的形象很多都是荣格所谓的"原始意象"。如果他熟悉这些原始意象，他可以很容易就知道这个意象的意义是什么。例如，想象中出现的长须老人，很有可能是"智慧老人"；想象中出现的老太太，则很可能和"母神"原型有关。

想象中的形象往往很奇怪，但是如果知道它的象征意义，就知道实际上一点也不奇怪。就说"房子中有一个水坑"这个意象吧，表面看来很奇怪，房子里为什么会有水坑？但是实际上，这个意象一点也不奇怪。房子是心灵的象征，而水是"生命力、情感、性"等的象征，代表的就是我们所说的心理能量。心灵中有心理能量，这是天下最自然的事情。

我还知道这个意象有许多变种。例如，房子中有一个浴缸；房子里有一个游泳池；房子中有一眼泉水；房子中有一个地洞，地洞中有地下水……所有的这些都是这个意象。想象为浴缸，是来访者要尽量把这个情景想象得合乎日常逻辑；想象为地洞中的地下水，则就是不太关心和日常逻辑是不是一致。

一个意象有许多变种，每个变种代表不同的心理状态。例如，房子中的水是泉水，代表他的生命力比较充沛；房子中有游泳池，则很可能是和"性"有关，因为游泳常常是性行为的象征。水的状态的不同也反映着他的心理状态的不同，如果水清澈，心理状态一般比较好；如果水浑浊肮脏，则必定有某种心理问题存在。

有时，来访者受自己逻辑思维的限制太多，在想象的时候，所想象的东西多是"不奇怪"的。例如，在想象房子的时候，想象房子中有什么东西，他们想象的只有桌子、椅子、床等"房子中应该有的"东西。对他们的意象，也是可以进行分析的，因为房子的样子、桌椅的种类，这些也可以反映他们的心理。但是，局限多，这个想象中体现出来的心理活动就必然少。可以有意识地加强他们想象中的奇异性。可以这样对他们说："在你想象的房子中，你可能会看到一些奇怪的东西，在一般的房子中不常见的东西，甚至超自然的东西，这都没有关系，看到什么就说出来。"这样，来访者对自己的想象的限制就会少一些。

第四节　咨询师参与意象对话的两种方式

引导有两种方式：一种是让来访者主动想象，心理咨询师只是听他想象，并用语言引导；另一种是咨询师介入较多，和来访者一起做想象。

在下一步，就是用象征性意象影响来访者发生改变。例如，来访者想象自己掉到一个陷阱里，心理咨询师或治疗者可以说："你在陷阱里，这很可怕，但是不要灰心，你可以找到出来的方法。你看，我正往坑中放下绳子去拉你。你看到这条绳子了吗？"

心理咨询师或治疗者的这个意象也是有意义的。"我放一条绳索去救你"，是象征着心理咨询者对来访者在情感上的支持。当然，应该用什么意象，要根据心理咨询师或治疗者的经验判断来决定。要分析，来访者需要的是什么，是支持、是质疑还是什么，然后，说出代表心理咨询师或治疗者的态度的意象。就这样，一步一步地分析与诱导。

来访者受诱导后会产生一些新的意象，治疗者继续进行分析和诱导，如此循环。例如，患者说："我看到你放下了绳子，可是我不想拉绳子上去，我怕上面有虎狼。"治疗者分析"上面有虎狼"的意象的意义是"对人际交往的恐怖"，就再用新意象进一步诱导。

一位意象对话咨询师接待来访者的经历中有这样一个例子：来访者是一个女性。30多岁，未婚。她的问题是，总是觉得恐惧，同事关系处得不好，尤其是父亲发火时的叫嚷和摔东西，令她非常恐惧。她心里总觉得有东西吐不出来。于是，咨询师让她做想象，想象胸前有一面镜子，透过镜子，她看到"有一堵墙，是一口井的形状，围在那里，红色砖砌成的，很粗糙，光线很暗，感觉不舒服……"在想象中，让她用手摸墙，墙变光滑，颜色也变成白色，光线亮了，感觉好一些了。咨询师再让她看这堵墙是用什么做的，她说："上面有一层厚厚的油漆，去除以后，里面是用砖头砟子或炉灰砟子堆成的。"咨询师让她（在想象中）拆这堵墙，她想象中很难拆，只凿出一个容一人出来的洞。咨询师让她想象有泉水流过，随着心理咨询师的指导，她想象冲走了这些砟子，同时也慢慢冲走了这堵墙，她在泉水中洗澡……

后来的咨询中，她回忆起5岁时在幼儿园的经历：两岁起全托，5岁时的一天，她对父亲说老师的不是，被一位老师听到。父亲走后，一群老师将她围在中间，老师们包围在她四周，严厉指责她："你竟然敢在背后说老师的坏话，小朋友们说她这样做对不对？"其他小朋友大声说："不对！""要不要向她学？"老师问，其他小朋友一起喊："不学！"这个痛苦的经历中，她印象最深刻的是老师包围着她形成的圆圈，"就像一口围着我的井，我逃不出去。"

咨询师让来访者做新的想象："想象自己变大了，个子高了，自己的个子高出了井口，终于迈步走了出来。"另外，想象自己的力量也加强了，可以把井壁推倒。这样的想象，给了来访者积极的暗示。

在意象对话中，心理咨询师或者引导者有两种基本方式：一种是主要让来访者想象，心理咨询师只是听来访者的想象，并用语言引导；还有一种是心理咨询师介入较多，心理咨询师让来访者做想象的时候，把咨询师也作为想象的一个对象。心理咨询师还告诉来访者，在他的想象中，心理咨询师也许会以不同的样子出现，也许心理咨询师会变成一个孩子，或者一个老人，或者穿盔甲的武士……而在意象对话中，心理咨询师也时时刻刻和来访者一起做想象，在想象中跟着来访者走，而且看在自己的想象中，来访者是什么样子的。

心理咨询师介入越多，效果就越神奇，不过，心理咨询师在来访者面前暴露自己越多，危险的想象情景也越多。例如，来访者如果有移情，也许把心理咨询师想象为一个性诱惑者，想象出有性意味的情景；或者把心理咨询师想象为恶魔和敌人，产生暴力的想象，这对心理咨询师是一个考验。心理咨询师如果介入少，不把自己放在来访者的想象中，危险就少得多。

事情就是这样，要有更好、更快的效果，就必须冒更大的风险。建议除非是有资格的意象对话心理咨询师，最好不要用介入较多的方法。本书中也不打算介绍心理咨询师介入多的方法如何实施。

第五节　反复想象和强化："除旧立新"之法

一个新的意象替代旧的意象，也需要多次想象这个新的意象，多次在练习中改造旧的意象。

还需要布置一些意象作业，让来访者回去练习。例如："想象擦亮房子的玻璃，每天做20分钟。"

现实治疗的理论中有一个观点：意象也是一种行为，一种心理内部的行为。我同样持这个观点。做一个想象和行为治疗中做一个行为训练是同类的。一个新的行为模式要建立，不是做一次新的行为就可以的，而需要多次重复新的行为；同样，一个新的意象要替代旧的意象，也需要多次想象这个新的意象，需要多次在想象中改造一个旧的意象。所以，布置意象作业，让来访者练习，这是很重要的。

以"想象擦亮房子的玻璃"这个练习作例子。来访者原来想象中的房子的玻璃上满是灰尘，看不到外面的东西。这象征着抑郁状态。原来来访者想象中的自己，就是呆坐在房子中满是灰尘的沙发上。我们让她想象自己"擦亮房子的玻璃"，就是让她自己做心理暗示，要行动起来，擦掉心灵上的灰尘，也就是让她通过这个想象，把自己的消极情绪转化为积极情绪，转化为"干净透明的窗玻璃"所象征的愉悦的情绪。

每一次开始想象的时候，窗玻璃上都满是灰尘。这些灰尘就是抑郁所具有的能量。抑郁积聚得越多，抑郁的能量越大，想象中的灰尘越多。而想象一次"擦玻璃"，就像把水塘中积聚的污水清走了一些，像空调机把屋子中的热量排出去了一些，人的抑郁也就会少一些。

一次想象后，玻璃在想象中会被擦得很干净。但是，在下一次，当她想象这个房子的时候，往往看到的还是有灰尘的玻璃。这是因为，积聚很久的抑郁不可能在一次想象后就清除干净。想象一次后，心情会好一阵，但是后来又开始抑郁。

就要继续想象擦玻璃。直到有一天，她想象的房子中，自发显现出的是干净玻璃，就说明她的心理已经不再抑郁，她已经不需要做这个强化练习。

有的时候，来访者会误解。我告诉他，在这次想象中，玻璃已经擦干净了，下一次想象时，玻璃还会脏，还要擦。要每天做这个练习，做7天，然后再来找我。结果，他本来在3天后，就已经将想象中的玻璃擦干净了，但他却还强迫自己想象出一个有灰尘的玻璃，然后再想象擦它。

这让我想到了一个笑话：医生告诉失眠者说，你可以数绵羊，从1数到1万，就可以睡着。第二天，失眠者告诉医生说："我数到1000多的时候，困得不得了，结果我只好起来喝了浓茶，再坚持数完1万，还是没有睡着。"我经常遇到这样的失眠者。

强化练习要做的想象，根据情况不同，是多种多样的。大多是把心理咨询和治疗时做的一些重要的想象重新做许多次。不过，因为强化练习是来访者自己在家里做的，做的时候是没有心理咨询师或治疗者在旁边指导和支持的，所以，不要让他们想象那些危险的、恐惧程度大的或者困难的意象情境。

第六节　学会区分想象和现实：把"海底宝藏"带回"陆地"

在意象中调节出来的好心态要在现实中去"兑现"。

意象对话技术在骨子里就是一种来访者和治疗者共同做梦的方法。

因为心理咨询师或治疗者是和来访者一起在"做梦"，心理咨询师或治疗者是对这个"梦"的意义很清楚的人，是一个心理健康而且心理力量很强的人，所以他在"做梦"的时候可以指点来访者如何改造自己的"梦"，让"噩梦"变成"美梦"，可以调节来访者的梦，改变他的心理状态，可以给他好的影响……

但是，这毕竟是一个"梦"，是想象，不是现实生活。

意象对话可以把消极的意象原型转化为积极的，但是，如果仅仅用意象对话，也有危险，就是太沉浸于这个想象中的梦幻世界，忘了现实世界。在想象中可以调节出很好的心态，但是不能在现实世界中，把一个人在潜意识中的收获"兑现"。意象对话仿佛是让一个人潜到心理的"海底"，在"海底"得到宝藏。但是，在得到宝藏后，如果他不知道怎么把它们带回"陆地"上来，也是很可惜的。意象对话技术是"做好梦"的技术，我们还需要有"唤醒"的技术。

正如在前面所说，心理障碍有两个原因：一是有一个消极的意象原型；二是区别想象和现实的能力差。意象对话可以消除第一个原因，同时还需要增加来访者辨别想象和现实的能力。

我用的辨别想象和现实的技术是突然唤醒法，也就是在来访者做意象时，突然让他睁开眼睛，并说出现在看到的是什么。例如，"我是在咨询室中，我看到了咨询室中有桌椅、鲜花……"

还有一种方法是格式塔疗法中的一个小技术，就是用八分钟的时间，让来访者不停地说："我现在……"例如，"我现在看到了灯，我现在听到汽车声，我现在感到有一点冷……"这样，来访者可以从想象中进入现实的世界，也有助于他们感受现实。

得到现实感的最适当的方法就是体验此时的感知觉。因为除了严重的精神病外，任何人的感知觉都是现实的：我看到了一盆花，肯定是屋子中有花；我听到了汽车声，肯定是窗外有汽车开过。

情感有两种：一种是现实的刺激激发的。例如，有人赞扬我，我就高兴；有人责骂我，我就愤怒。还有一种是过去的刺激和现在的刺激共同激发的，例如一个人有自卑的情结，听到一句微小的批评，就非常愤怒。这个愤怒不仅仅是现在的愤怒，还有许多是过去积累的愤怒，有小时候被父母打骂时的愤怒，有中学时对教师的愤怒。

我们要帮助来访者辨别他的情绪，是现在的情绪，还是过去积累的情绪。主要的方法是帮助他们辨别内心中现有的情结，知道了有这些情结，也就知道过去积累了些什么情绪。

第七节　意象对话为什么有效

意象对话的心理治疗中，主要的工作就是把来访者种种消极的意象转化为积极的意象。

意象对话的过程像一个游戏，没有讲多少道理也没有很多针对症状的直接的心理训练，但是它真的很有效果。许多心理问题就是通过这样的"游戏"得到了解决。我用这个方法处理情绪问题，处理恐惧症、强迫症、抑郁症等，都获得了很好的效果。而且，现在也有许多同行在用这个方法，也都发现它的效果很好。

它为什么有效果呢？首先应该把眼光放宽，问自己一个更大的问题：心理咨询和治疗为什么能有效果？心理治疗为什么有效果？为什么人们做了心理咨询和治疗后，情绪更快乐、性格更完善、心理疾病减弱或消除？他们花钱花时间在心理咨询中心，究竟得到了什么？

我想到的有这些：

① 他们得到了缺少的东西：释放、爱、关心、支持等。最基本的是释放，当人们心里堆满了愤怒、怨恨、失望等消极情绪时，总想找一个人说说。心理咨询者是最好的听众，他们耐心、会倾听，他们也不会把一个人说的事情告诉别人。而且，他们还会给人情感上的支持、关心人。如果某人在小的时候，父母感情不好，他们不断争吵，也没有给他爱，他也许会在心理咨询中心得到在家里得不到的爱。但是，这只是心理咨询最初一个层面上的东西。所谓"授人以鱼，不如授人以渔"，也就是说，给别人一条鱼，不如教他们怎么打鱼。心理咨询和治疗除了给对方"释放、爱、关心、支持"这几条鱼以外，还需要其他的东西。

② 习得：学会了更好的行为方式（行为层面）。行为疗法就是这样，医疗者用训练动物一样的方法训练患者。教他一些新的行为技巧，如社交的新技巧、学习的新技巧，他应付生活的能力提高了，也更快乐了。

③ 消除了坏的行为方式（行为层面）。假如某人不幸有一个坏的行为习惯，例如，习惯吸烟、习惯一见异性就发抖，心理学家也可以帮助他消除这个行为方式。

④ 用好的思想代替坏的思想。认知疗法和合理情绪疗法就是最清楚的例子。把一个人心中不合理的信念改变为合理的，心理状态就会改善。

⑤ 有机会探索自己，不受压抑。心理咨询中心是一个宽容的地方，在心理咨询和治疗中，一个人不会因为自己心中有什么"坏的念头"而受到指责。所以，人们在这里可以自由地分析探索自己，使自己心理健康。

⑥ 削弱或化解了情结。心理分析可以帮助人们发现，在现在的症状背后有潜意识的原因，帮助人们看清潜意识中的情结是怎么结上的，从而可以削弱或解开情结。如果情结是一个一直没有实现的心愿或者一个欲望，人们可以实现这个心愿或者了结欲望。有时，人们因了解了欲望的根源而放弃了欲望。例如，大伟先生有一个欲望，希望自己成为最优秀的人，事事都胜过身边的每一个人。但他经常遭到挫折，所以他很痛苦。想让这个欲望实现是不可能的，但是可以帮助他认识到，在他潜意识中，他有一个信念或感觉，他觉得如果他不能成为"最优秀的人"，他就得不到父母的爱，得不到父母的爱，他就只有死路一条。当他自己领悟了这一点后，他也知道即使他不是最优秀的人，父母也爱他，而且退一步说，对已经成年的他来说，即使得不到父母的爱也不是死路一条。这样，他就可以放弃这个做"最优秀的人"的欲望。了解潜意识中的情结或原始认知，使自我更善于控制潜意识的活动。这就是精神分析治疗所做的工作。

⑦ 以其他方式增加自知和自控的能力。自知是自控的基础。因为我们所说的自控，不是强行压抑自己，而是对自己的心理的调节、管理。没有自知，调节自己心理就无从谈起。

⑧ 共情——是人和人"相遇"的体验。我们都被封锁在一个监狱中，这个监狱就是"自我"。我感到孤独，因为"自我"的牢房中只有我一个人。我们虽然也和许多人打交道，但是我们的交往常常无非是为了满足自己的需要。我们和老板、客户打交道，无非是为了钱，我们和异性的交往也常常只是为了满足自己的性的需要和其他需要，但是我们和别人很少有心与心的交流。我们并不是对别人真的有兴趣，别人也自然不对我们有兴趣。一旦有一个人和我们有心和心的交流，

他愿意倾听、了解我们的内心活动，这是让我们非常快乐的事情，好像是美国人本主义心理学大师罗杰斯的比喻：这就像单身牢房的囚犯听到了隔壁犯人敲墙的声音。

⑨ 增加了安全感、自我接纳、自信、自我力量。增加安全感，所以不会患得患失、忧虑重重；自我接纳，所以不会总指责自己，总对自己不满意；自信，所以勇于尝试，有更多的成功；自我有力量，所以可以忍受挫折，可以战胜困难。

⑩ 通过消除障碍，使本来就有的基本的心理功能或者素质得到展现。佛家观点，主张提高人们的"觉"，也就是达到一种意识高度清醒的状态和"智慧"，也就是对自我和世界的直接的了解。这些东西是不能直接求得的，但是只要我们心中的情结逐渐减少，觉和智慧就会增加。实际上不是增加，只是它们遇到的屏障减少，就像太阳和月亮不是可以画在天上的，云多的时候，它被屏蔽了，云少了，太阳和月亮自然就显现出来了。情结就是我们心中的云。

意象对话技术能有效果，原因也一样。意象对话不过是用原始认知的语言和来访者交流，以此来替代用日常语言的交流，但是内容是一样的。如果爱一个人，不论我们用汉语、用英语还是用印第安语说，都会让我们的爱人快乐。爱人快乐是因为这些话的意义，而不是因为所用的语言。当然，这个语言是要双方都懂。意象就是深层的人格的语言，这个语言是每一个人的深层人格都懂得的。而且这个语言有一个很大的好处，就是它是深层人格的语言，或者说它不是头脑的语言，而是心的语言，所以这个语言说出来的话是直达心灵的。

可以用意象传达爱、关心和支持。抑郁的来访者说："我是在一个荒岛上，岛上没有人迹，甚至连动物、植物都没有，就是一片石头……我完全失去了希望。"

心理咨询师可以说："你是失事船只上的幸存者，漂流到了一个荒岛，看不到任何希望。寻找幸存者的飞机正在寻找你，你发出过SOS信号。我现在已经知道你是在这个荒岛上，我知道你现在看不到救援你的船只和飞机。但是，因为你描述了这个荒岛，我眼前可以看到你的荒岛的形象，我的飞机就可以到你的岛上去，你想象中会看到我的飞机……你看到的飞机是什么样子的？"

抑郁者想象中的荒岛，象征着他的心理状态，他和别人在心理上是隔绝的，他孤独寂寞，他看不到自己人生的希望。而心理咨询师的话暗示着心理咨询师在试图了解抑郁者，试图把"救援的飞机"飞到他的"荒岛"上，这个描述就可以打破来访者的孤独感。

也可以用适当的意象代替不适当的意象。举一个简单的例子。以前我认识一个女孩子，她当时正在为一件事情烦恼。她脸上长了一些青春痘。她做了一个手术，去掉了这些青春痘。不料，手术后她的半个脸都红肿不消。

我和她交谈，她说起了她的生活史。她的童年生活是很苦的，母亲去世早，家里很穷，而且在村子里她家总是受别人欺负。虽然现在她的收入比较好，但是因为要顾到家里，生活还是比较紧张。"我好像一直在荆棘丛中走，一直到现在，总也走不出来。"她对我说。

在我看来，虽然她现在还说不上很富裕，但是也已经改善了不少，用"走在荆棘丛中"形容她现在的生活，似乎并不恰当。这个意象会让她抑郁、烦恼。她的情绪很容易烦躁，我想就是因为这个心理意象。她脸上的红肿久久不消，是因为她的想象中，她是在荆棘丛中，荆棘当然会刺伤她的脸。

如果帮助她把这个"走在荆棘丛中"的意象改变，改变为"走在林荫路上，路上有少数树枝会挡路，但是路越来越宽"，那么，不仅她的心情会愉快，而且她脸上的红肿也会消失。

意象对话的心理治疗中，主要的工作就是把来访者种种消极的意象转化为积极的意象。

加强好的人格，用意象理解接纳和化解"坏"的人格。人的自我有不同的侧面，在想象中会分别显现为不同的"子人格"。仿佛是在一个人的心中，有许多不同的"小人儿"。调节这些人格也会有心理治疗的作用。例如，一个软弱的来访者也有一个很独立的人格。可以在意象对话中加强这个人格，这就可以使他的性格中这个侧面加强。有的来访者对自己的一些子人格不接受，把这些说成是"坏"人格。例如，一个庄重的女孩发现自己的一个子人格是"放荡"的。这种对自己的一部分的不接受就是心理冲突的一个来源。心理咨询者可以用意象对话技术帮助她接纳自己的这个子人格，继而转化自己的子人格。

意象对话还可以让来访者更善于使用不同的子人格、调节不同的子人格之间的冲突（代表情结或者心理矛盾）、引入（内化）新的子人格（更强、更少障碍的）等。例如，我有一个子人格是热爱自由的，放浪不羁的；另一个子人格是严肃认真的。在朋友聚会时，我不妨"使用"前一个子人格，而在工作时，我就必须调动后一个子人格。

罗杰斯指出共情是有心理治疗效果的。人和人相遇，这本身就是一种喜悦、一种力量的源泉。意象对话的过程本身就是一个共情的过程。用日常语言表达自己情绪的时候，别人是很容易误解的。而当一个人用意象来表达自己的情绪时，别人只要根据他的描述想象，相对比较容易受到他的情绪的感染，也比较容易体会他的情绪，达到共情。

当然，共情与否和心理咨询师的人格修养有关，不同的人，共情的程度是不同的，并不是说有了意象对话技术，人人都可以共情。只是说意象对话对增加共情有益。

　　意象对话技术还可以直接解决一些情结。例如，一个人由于有过恐惧经历，形成了一个以恐惧为主导情绪的情结，进而形成了强迫症。在意象对话的过程中，我让他想象一个房子，他就想象房子中有可怕的鬼。这个鬼就是他害怕的情绪的来源。实际上平时他虽然没有做想象，但是他的潜意识中总是有一个"鬼"的意象。这个意象"鬼"是内部的刺激，它引起恐惧的情绪。而在意象对话中，一旦鬼的形象出现，他就想象自己"努力不看"这个鬼，他想象自己洗脸，说洗了脸，鬼就不出现了。这个意象是内部的逃避的意象，目的是缓解恐惧情绪。但是恐惧不会消除，也许反而加强并引出更强的"鬼"的意象。在生活中，他也会强迫性地洗手洗脸。在他看来，能量是一种沉溺。意象对话技术就是让他想象自己面对鬼，不论鬼如何做，自己什么也不做，就只是看着鬼。这时，来访者会很恐惧，在想象中想逃避，咨询师告诉他不要逃避，就这样看着这个鬼。这样他情结中积累的恐惧就在释放，当恐惧释放而没有新的能量加入鬼这个意象时，它的能量就会在某一时刻耗竭而消失。于是来访者想象中"鬼"突然消失，他的恐惧没有了，这个情结也解决了。

　　　　　　　　　　　　　　　　　　　　　　　　自知

永远擦不干净的地板

有一个非常著名的戏剧《等待戈多》，戏剧中有两个人在等待戈多，但是戈多一直没有来。戈多这个人名如果一定要翻译的话，也许可以翻译为"希望"或者"生命"吧。是不是可以说，戏剧中的两个生活空虚的人，希望一种有生命的生活，但是直到剧终也还没有找到。

《等待戈多》是男人编的故事，如果要编一个女性版的《等待戈多》，相信戏剧中的两个女人应该不会像男人一样无聊，她们一定在忙碌，例如，她们很可能在不停地擦桌子或者擦地板。

我这样想，是受到我做过的心理咨询的触动。

一次，一个30多岁的女性来找我做心理咨询。当然她的名字是要保密的，姑且称她安女士吧。安女士的症状是心理学所谓的强迫行为，在日常用语中就是所谓的严重洁癖。她会每天用十几个小时打扫屋子、拖地板。她的拖把基本上3天就要用烂，要买一个新的。洗衣服也是非常频繁。好在她已经下岗，所以不会"影响工作"，但是她的生活却真的是疲劳不堪。

我让她闭上眼睛，然后编一个梦，梦的开始是自己回到自己家，一进门就看了看地板。我问："地板上是什么样子？"

"地板非常的肮脏，"她说，"全是灰尘，而且竟然有很多的垃圾，还有一些死老鼠、蜘蛛和蚂蚁。我要赶快打扫打扫这个屋子。"

根据意象对话技术，这样肮脏的东西象征着内心中的消极的情绪。在平时说话的时候，我们会把消极的情绪称为"情绪垃圾"。想象中出现的垃圾，就是"情绪垃圾"的象征性的形象。

在情绪状态不良的人的想象中，这样的情绪垃圾经常会出现在房子中。

她开始在想象中"打扫自己的房子"。打扫了很久，我问她："（想象中的）房子打扫干净了没有？"

她回答："没有。"

"灰尘少了一些吗？"我问。

"没有，还是那个样子。"她说。

于是我让她再打扫一会儿。

"（想象中的）房子打扫干净了没有？"

她的回答还是"没有"。

"现在灰尘少了一些吗？"我问。

"没有，还是那个样子。"她说。

你知道吗？这就是她的洁癖的根源。

我们会很奇怪，本来已经很干净的地方，为什么那些有洁癖的人还是要没完没了地做清洁？实际上，虽然他们的眼睛和我们的一样，但是，他们心中的想象和我们很不一样，在他们的想象中，面前是肮脏无比的地方。

那么，是一些什么垃圾堆放在她心灵中的屋子里了？

安女士陈述了她的种种烦恼。

她说苦恼从考大学就开始了，她父亲不同意她去读她喜欢的专业，因为他认为这个专业没有前途。她是一个听话的孩子，所以她就照父母的话去做了。但是，她在大学里过得很没有意思。

大学毕业后，她随便找了一个工作。工作没有什么成就。她恋爱过，也很投入，但是没有结果，这让她很伤心。几年中她都没有再恋爱。直到她年近三十，因为怕嫁不出去，才找了一个人把自己嫁了。

她不是很喜欢这个丈夫，在心里隐隐有些轻视他。不过她很快就有了一个儿子。当然，她肯定会和他一起过一辈子。

正在她打起精神，要过这平凡的日子的时候，她下岗了。不过是三十几岁的她，已经不需要工作了，也没有工作可以做了。

虽然丈夫的收入还是够用的，但是，她的未来还有什么呢？

她没有真正地爱过，没有真正地闯过，也没有真正地生活过，而现在，一生的路已经确定了，她将就这样生活下去，直到老。

这就是她心里的垃圾。

我发现最主要的垃圾是一些小动物，如脏猫、老鼠等。她后来自己看清楚了，这些是她没有被满足的性的欲望——和丈夫的性爱是例行公事。她内心中渴望能够做一次真正的女人，但是，她的道德观不允许自己出轨。

于是她可以做的就只有打扫屋子。像这样的人，仅仅在想象中做"打扫房子"是不够的，因为她对整个人生不满，她每天在往自己的屋子里丢垃圾。我们只有帮助她找到人生的意义，找一个新的活法，消除垃圾的来源，她才会有一个干净的心房。

人最怕的是没有未来。

第六章
体会与理解意象的意义

—————＞

第一节　有生命的象形字

意象可以说是心的"象形文字"，意义丰富，随时可以变化。

用意象来对话，心理咨询者当然首先需要认识这些意象。

意象可以说是心的"象形文字"，该文字最大的优点就是它无比灵活。它不仅意义丰富，而且随时可以变化。在民间流传的解梦的书，最大的缺点就是不知道梦中的那些意象，其意义不是固定不变的。"梦见蛇就是有灾"这种说法本身就有问题。因为在不同的梦中，前后的情景不同，做梦的人不同，蛇这个形象的意义也完全不同。

而学习过精神分析的心理学家，都知道梦中的意象的意义不是那么简单。不仅在不同的情况下意义不同，一个意象还可以同时有多种意义，而且，如果非常严格地说，还要说在本质上，意象的意义是"不可言传的"。这并没有什么玄妙和神秘，因为意象就像诗歌，诗歌的意义也是不可以言传的，迂腐的冬烘先生对李白、杜甫的诗歌的意义可以说出许多东西，但是李白、杜甫的诗歌的意义实际上是说不出的。意象也是一样。

但是心理学家又容易有另一个偏差，他们太强调梦的意义的复杂性。在情理上这也没有什么奇怪：一是学者都比较认真，二是学者总要不同于老百姓。不过，我还是宁愿和老百姓妥协一些，我愿意说，虽然意象的意义不可以简单化地对号入座，但是它也不是完全没有规律。一个意象，虽然意义可以改变，有一些基本的规律还是可以说出来的。

我们的意象无穷无尽，变化多端。谁也不可能把人们可能想象出来的所有的意象都认识一遍。但是，意象虽然变化多端，骨子里却不过是相对少的意象。孙悟空有七十二变，但是这七十二个意象，骨子里都是一个意象。龙也有变化，但是变化了它也还是龙。所以，对主要的意象有一些认识，也还是可能的。

按弗洛姆的分类，意象可以根据它的象征方式分为三类：惯例的象征、偶发的象征和普遍的象征。

把一种可以用来坐的三条或四条腿的家具叫作"椅子"，就是惯例的象征。它没有什么道理，另一个国家的人也可以叫它"沟子""百的"……"chair"。

偶发的象征有一点道理。假如某个人第一次向女友求爱时，是在一个大雪天。那么，下雪天也许以后对他来说，就是恋爱的象征。再如，一个人正吃鸡肉时，听到了挚友死亡的消息，那么鸡肉对他来说，就是悲伤的象征。由于偶然的象征来源于某个人的经历，其他人是难以理解的。

普遍的象征与其代表的事物联系密切。例如，光明代表着善良、正义、成功等，火代表着热情、勇敢、力量、活力、危险等，堕落代表着地位下降、道德腐败、犯错误、失败等。光明、火、堕落等都是普遍的象征。不论什么人，也不论他处于什么时代属于什么民族，都可以理解这些象征。

惯例的象征，实际上是日常语言和生活中的象征符号。在梦和想象中，惯例的象征出现比较少。偶发的象征是别人不容易理解的，在意象对话中，对我们最有用的是普遍的象征。

荣格有另一种说法，类似于普遍的象征。他指出在潜意识深处，他称为集体潜意识的地方，储存着大量原型。原型是人类祖先在千千万万年内的生活经历的产物，也是史前人类甚至人的动物祖先的生活经历的结晶。人和人的动物祖先一代代相似的经验，如可怕的雷电、温暖的春风，从而在心灵上凝结成一些"愤怒的雷电之灵"之类的原型。

原型虽然没有固定的意象，但是却有形成某种形象的潜质，所以人们可以很容易地把它和一些具体特征结合，形成一个意象。这个意象叫作原始意象。

不同的形象可以代表同一原型。例如，西方有圣母玛利亚，东方有观音，这两个形象虽然不同却有很多共性，很可能来源于同一原型。这两个形象的不同是后天文化的影响，而其相同的质则是各民族人民心灵中共有的，而且是一直就有的，是一个原型。

同一个原型的形象虽不固定，但是它给人的感受或它的"性格"却较为固定。正如不论西方百姓心中的圣母还是东方百姓心中的观音，都是同样的善良仁慈。对每一个人来说，对原型的反应一定程度上是先天的，不需要后天学习。例如，人害怕蛇，害怕黑暗，都是生而具有的。就算一个人他从没有被蛇咬过，也没有在黑暗中遇到什么可怕的东西，他也一样怕蛇，怕黑暗。原因是，他的许多代祖先（从动物远祖开始，到猿人，到原始人）都被蛇伤过或在黑暗中遇到过野兽侵袭。那个生活在山洞里的祖先害怕天黑，因为天一黑，狼就会来到洞口。这种恐惧进入了集体潜意识，使从来没见过狼的现代子孙不敢走夜路。当然，如果这个人走夜路遇到过危险，他就会更怕黑，这是后天经历对原型的强化。

正是因为有原始意象，可以找到意象的一些普遍的意义。我们不能说出一个形象总是代表什么，但是可以说出这个形象"常常会代表什么"。因为，即使是偶发的象征，往往也会受到原型的影响，因而它的意义也是有一些确定性的。

第二节　心中的精灵——原型

上帝、恶魔、大地母亲、英雄……原型是人类祖先在千千万万年内生活经历的结晶。

严格地说，原型是无形象的，它只是一种感觉。它只有成为原始意象才可以为我们所认知，所以，这里将通过原始意象来介绍原型。这里将不严格区分原型和原始意象，以免说起来太麻烦。原型会在梦中显现，当它在梦中显现时，它会根据当时的具体情况成为某一种样子，也许每次的样子是不同的，但是如果熟悉原始意象，就能在变化多端的形象中，识别出它是哪一个原型。

在神话故事中，神仙或妖怪可以变化多种外形。例如，孙悟空可以变成小女孩、小妖怪、蚊子和石头，但是如果你有慧眼，你可以看出这多种东西都是他。小女孩、小妖怪、蚊子和石头都是孙悟空。原始意象就如同孙悟空，如同其他神仙、妖怪，在我们的梦中他们每次会变成不同形象，但是如果熟悉他，还是可以知道他是谁。

荣格确定并描述过许多原始意象，它们一次次以各种形态在神话中、在人们的梦中出现。在不出现时，它们也存在着，以潜在的形象存在于人们的心里。它们仿佛构成了另一个世界，一个神秘的鬼神世界。以唯物主义观点看，它们不是客观存在的，但是，它们在心理结构中，是一种稳定的主观存在。

我们要认识一下它们。意象对话的过程中，识别这些原型是非常重要的一件事。透过他们的伪装和变形，能看出来它们是谁。这是意象对话成功的关键。不然，心理咨询师也许会把一个"恶魔"当成一个"神仙"，那么，意象对话必定失败。他会加强"恶魔"的力量，反而加重来访者的心理疾病。

（1）上帝原型。如果你体验过上帝原型力量的接触，你会发现这种感受和你以为的有很多不同。一般认为他会非常慈爱，让你感到无比安全。而实际上，你会感到恐惧，这种恐惧十分强烈，但是你知道他不含任何阴险、邪恶。举个不十分恰当的例子，他像冬天凛冽的北风一样。你如此恐惧，竟不敢称呼他的名字。他的力量，仿佛无穷无尽；他的威力，仿佛能主宰一切。他以似乎极无情的方式惩恶，而赋予善良者使命，在这无情的背后是他对人的关切。上帝原型极少在梦中出现，也很少在意象对话中出现，如果他出现，想象中的形象不一定会是人形，他可能显现为光、雷电等。信仰宗教的人如果梦中有上帝原型形象，他会认为这是圣灵真的来临。这个原型有极为巨大的心理能量。这本来应该是好事，但是如果人脆弱得难以承受这么大的心理力量，是会带来危险的。我怀疑会引起躁狂或者偏执。根据荣格的说法，如果从上帝原型发展出了一个上帝情结，并吞噬了人的整个人格，这个人会自以为是上帝的使者甚至上帝本身，会被人看作妄想狂或者精神病。但是，如果他的人格没有完全被吞噬，上帝原型只是作为他人格中的一部分，就会对他有益处。[13] 如果可以承受，你也不是像一个被溺爱的孩子一样幸福地得到你喜欢的东西。"天将降大任于斯人"的时候，会发生什么，孟子早说过了。但是，一旦你连这个也能承受，你将成为心理力量极其巨大的人。我感觉上帝原型的本质是一种意志，所谓"上帝要光，于是就有了光"，这体现的是巨大的意志能量。

（2）恶魔原型。恶魔原型体现为一种破坏性的冲动，毁灭的冲动，一种恶的快感。但是我们不得不承认这个原型极有力量，因为它可以和上帝原型的力量对抗。恶魔原型体现为一种恐怖的狂欢。恶魔的形象不一定总是狰狞的，有时它的形象会像一个高雅的绅士。有人写过这样一个故事。约40岁的G女士，是社区里主妇们欣羡的对象。G的丈夫做期货买卖，近年大发利市，以至她拥有高格调的物质生活。然而，优越的物质生活却难以消除她对婚姻的忧思。某夜，她在苦苦等候彻夜未归的丈夫，困顿睡去之际，做了一个梦：有一个陌生人来告诉她，说她丈夫正在秘密筹开一个性狂欢派对，邀请的对象尽是一些浪荡男女，而且据说她的一位已婚的中学好友也将参加。这消息让她于心不甘，当即下决定要偷偷出席那个派对。她抵达会场时，已经来了一些男男女女，那位中学朋友也来了，奇怪的是没看到她丈夫。更出乎意料的是整个会场布置得十分光洁高雅，来的人们穿着也都整齐体面，看来不像是什么性狂欢派对，反倒像要举行一场盛大的宴会。她和众人一起等待着。忽然所有在场的人都不约而同地意识到：地狱就在大家脚踩的地板之下。大家因而不安地骚动起来。没多久，一个男人被架出人群，听说他是奴隶。而不知从何处翩然出现的主人，居然是一个中年妇人，她厉声令人将该男奴作为祭品丢进地狱中。这时，有一个年轻女人发出歇斯底里的叫声跳进大厅中央——那里竟是水池。一个男人拿出一把巨型的餐用叉子将女人叉出水面，看来她似乎已经气绝。G女士一下子陷入末世人生的惨绝心境，跑到楼上，想跳楼了之，但又想或许先吃点东西可以增加勇气。于是下楼来和中学好友同桌进餐，吃着餐盘中的肉，抬头与好友目光相遇，两人心照不宣地知道盘里的肉就是方才跳水的女人……在这个梦中，虽然恶魔原型没有直接化为一个单一形象出现，但是"性狂欢派对""整齐体面"的男男女女，"中年妇人"、用叉子叉女人的"男人"和吃人肉的梦者女友和她自己，都有恶魔原型的影子映现。可以由此看到恶魔原型的特质："性狂欢""整齐体面的外表"、厉声令人把男奴丢进地狱的中年女人的残忍。男人用大餐叉子叉死女人的野蛮，以及G女士和女友心照不宣吃人肉，最后场景实际上是最"恶魔性"的。原作者的解释是："丈夫可能有外遇"的阴霾，在担心自己已然年长色衰的G女士心中，积压成充满惩治与报复的梦。梦里丈夫要秘密进行性狂欢派对，简直就是她忧心的"外遇"事件之阴影具象化。实际上对丈夫的可能外遇，她除了烦恼，并无计可施。但在由她自编自导的梦境中，她不仅主动介入，意图干扰，更进一步不让丈夫出现，甚至干脆将使她不安、充满邪淫的性派对"变成"正经的高尚宴会。但这样的安排，仍无法使她完全摆脱身临"地狱"（丈夫之不轨意图，于她犹如地狱之煎熬）的惶恐，于是索性由中年女主人替她将象征丈夫的男奴投进地狱。接着又让"年轻女人"（丈夫可能的外遇对象，也是她可能的情敌）溺毙水中，并进

　　　　　　　　　　　　　　　　　　自知

一步"吃"了她。[14] 这一解释很好，在一个层面，这是一个完全正确的解释。但是，在更深一层，实际上梦者心里的恶魔原型被唤醒，梦者不仅仅是那个可怜无助的被欺负的女人，而且是一个带着一种邪性的欢乐，欣赏并卷入地狱的魔鬼，与其说她恨丈夫和情敌，不如说她不恨，她和他们一同进行这个"狂欢"，厉声令人扔男奴进地狱、叉女人、吃肉都是一种狂欢，而梦中的被虐者也是狂欢者，双方共同进行虐待和被虐的狂欢。这就是恶魔原型。恶魔原型还有一个变化的形态，就是诱惑性的魔鬼，它外表漂亮、聪明，会给你所要的一切，但夺走你的灵魂。

（3）智慧老人原型。智慧老人原型是原始智慧和直觉智慧的形象化。他出现的形象，常常是一个有胡子的老者的形象。只要想一想，就会发现各个民族传说中的智者，都是这样的形象。汉族人想象中的仙风道骨的老人、长髯飘飘的诸葛亮是这样的，维吾尔族的阿凡提也是这样的，希伯来人的先知也是这样的。他们的性格是宽容而达观的。

（4）大地母亲原型。大地母亲这一原型在梦中以梦者母亲的形象出现或以一个慈爱老婆婆的形象出现居多，体现出的主要性格是包容、慈善、关怀。她像大地一样胸怀宽广，像大地养育万物一样充满母性。大地母亲原型也会以大地（或包含岩洞）的形象出现，有时大地中的岩洞代表母亲的子宫。梦见进入岩洞没有性的意义，而是代表回到子宫的安宁中。大地母亲从来不害怕死亡，因为她心中，死亡就像收割，是明年稻谷重生的前提。中国的佘太君的形象、美国的肯尼迪家族的那个老太太，性格中都有大地母亲的特点。

（5）英雄原型。英雄原型是一个英勇无畏的、力大无穷的英雄。他光彩夺目，会创造奇迹般的成就。各民族都有传奇中的英雄，如犹太人的参孙、中国藏族的格萨尔王、荷马史诗中的阿喀琉斯。这些传奇中的英雄类似于这一原型。在实际历史人物中，项羽、岳飞等比较类似人们心目中的英雄原型。在文学人物中，约翰·克利斯朵夫接近英雄原型。梦中出现英雄原型时，显现的形象为英雄、江湖好汉、大将军之类人物。英雄的性格特点是勇敢、有力量、坦坦荡荡。他坚信自己可以克服一切困难。在心理咨询和治疗中，这个原型有积极的意义，就是加强他可以让来访者更加自信、有魄力，但是这个原型也有其不足。他太英雄主义，所以对其他的子人格，他会压抑得很厉害。英雄原型的一个特有形态是"英雄少年"，他往往年纪很小，外表不强壮，但是出人意料地担起了一个极大的责任。这一原型的例子有打败巨人的大卫、少年时的亚瑟王等。

（6）阿尼姆斯原型。阿尼姆斯原型是在每个女人心中都具有的明确的男人形象。这一原型是女人心灵中的男性成分。心理学指出，每个人心理上都有一些异性的特征。女人身上的男性气质就是她的阿尼姆斯。阿尼姆斯也是祖祖辈辈的女性对男人的印象的累积。阿尼姆斯一般体现为英勇无畏、智力发达、有艺术气质等特点，有时也和控制、权力相结合。女人喜欢有男子气的男人，往往符合她心中的阿尼姆斯形象。有些女人喜欢控制他、征服他，甚至会轻微地伤害她的男性，也正是因为她心中阿尼姆斯除了有正性特点外，还有控制、权力、征服甚至适度粗暴的一面。女人崇拜的明星往往有接近其心中的阿尼姆斯的地方。由于不同女人身上的男性特质不尽相同，她们心中的阿尼姆斯也不尽相同，她们在生活中喜爱的男性也就不同。阿尼姆斯形象在梦中有时以梦者生活中认识的某男性形象出现，有时是一个陌生的男性。

（7）阿尼玛原型。阿尼玛原型是每个男人心中都有的女人形象，是男人心灵中的女性成分。阿尼玛身上有男性认为女性所有的好特点，如温柔、善良、纯真、美丽等。有时，也包含女人的爱好虚荣、软弱、变化无常、狡诈等特点。尽管后一些特点不能算是优点，但是如果一个男性的阿尼玛有这些特点，他对这些特点就会感到一种喜爱。正如《卡门》中的唐·育才认为嘉尔曼是一个放荡的女性，但是他却仍忍不住被她吸引，这就说明嘉尔曼和唐·育才心中的阿尼玛原型较相似。金庸小说中常有一些调皮、刁钻甚至带狠毒欺诈和邪气的女人，如殷素素、赵敏、阿紫等人物。但是主人公却爱她们，这也说明她们是主人公或金庸的阿尼玛。不同男性的阿尼玛也是不同的。男性心中的阿尼玛和他自己的性格常常相反，却又相互吸引。他们的关系很像《倚天屠龙记》中的张翠山和殷素素。在男性遇到一个像他自己的阿尼玛的女性时，他会体验到极强烈的吸引力。

（8）阴影原型。阴影原型代表着人心中被压抑而没有显示出的部分，包括人的动物性。阴影原型是不驯服的、危险的、不受一般道德束缚的，它有极强大的力量、激情和创造力。该力量体现的方式是一种野性的激情和冲动。如果一个人的阴影被压抑，从不出现，他将肤浅而缺少生命力。人在接受他的阴影时，会感到充满力量；当人压抑阴影时，他将缺少活力而且潜伏着危机，因为阴影会以破坏性的形式出现，而且变得凶狠残暴。荣格指出，基督教国家的人们要求自己善良，强烈压抑自己的兽性阴影，时间长了，阴影就会反扑，所以"世人从未目睹过比基督教国家之间的战争更为残酷的战争"。如果你也是压抑阴影、过分要求自己无兽性的人，在梦中，阴影将会以各种危险可怕的形象出现：怪兽、恶鬼、邪恶的人等。阴影使你的梦极为恐惧。阴影也会以"危险而神秘的黑衣人"面貌出现。阴影化出的梦中人几乎永远是穿黑衣服的。

（9）人格面具原型。人格面具是人在公众中展示的形象，是人的社会角色的形象。人格面具原型是一个扮演者，他往往按照别人的希望来扮演角色。人格面具过强，人就会迷失自我，把自己混同于自己扮演的角色。在梦中，人格面具会以演员等形象出现。在做心理分析的过程中，我发现人格面具往往是用一个"西装革履"的人的形象出现。梦中的"穿西装的人"也往往是人格面具的象征。当然，这只是在中国适用的规律。假如在英国，梦中的人穿西装就是很正常的事情，要不然他们穿什么，总不能是中山装吧。

（10）自性原型。自性原型是一个人集体潜意识的中心，仿佛太阳是太阳系的中心。这一原型是人的真正的我。梦中这一原型较少出现，只有心理极健康、心理发展很完善的人才能经常梦见这一原型。有时梦中的自性原型以太阳的形象出现，有时以佛菩萨的形象出现，有时以一座庄严的神庙形象出现，有时以类似曼达拉（坛城）的形象出现，也有时以一种宝物如钻石或宝石的形象出现。不论它以什么形象出现，人在梦中都有一种安宁、平静、神圣的感受。

除了这些原型之外，还有许多原型，如武器的原型，自然力如风、雨、云的原型等，并且，有时两个或更多的原型会结合在一起，构成一些很典型的形象。这种形象的身上往往有两个或多个原型的特点。荣格指出，英雄原型可以和魔鬼原型结合，形成"残酷无情的领袖"的形象；巫术原型和生育原型结合就是某些原始文化中的"生育巫师"。[15]

第三节　心灵中的化合作用：改造精神元素的炼金术

原型经常会结合在一起，形成新的，也许是次一级的原型。

原型经常会结合在一起，形成新的，也许是次一级的原型。这个过程像一种化学作用，两种物质结合形成新的物质。就像氢和氧化合而形成水一样，不同的原型结合而形成新原型。

用化学的化合比喻原型的结合不是偶然的，实际上，化学中的化合基本思想恰恰是来源于原型的结合。正如提过多次的心理学大师荣格所发现：化学的基本思想，如世界存在基本元素，基本元素可以化合和分解形成新的元素等，都来源于炼金术。炼金术的基本思想就是想通过化合分解的过程，从普通物质中炼出黄金。而炼金术不仅仅是改变物质的技术，在炼金术士心目中，每种物质都是一个心理特质的象征。例如，铅象征着沉重和抑郁的心情，铁象征着坚定的意志，黄金象征着人性的最高境界，光明磊落、纯净、不受污染……炼金术象征着改造精神元素的技术。所以，原型可以结合和分解的思想在炼金术中已经存在。而正是这个思想启发了对物质研究中的化学方法。

物质和精神刚好有同样的特点，都可以化合和分解。这是偶然的吗？这个问题如果要讨论，也许离我们现在的题目太远。也许我们的物质和精神同出一体……

有一次，我的学生很天真地问我："如果两个原型形象结合，我们看到的形象是什么样子的？是不是左半边身体的样子是'智慧老人'，而右半边的样子是'英雄'？"怎么会是这个样子？这不是化合，而是把两个物体拼在一起的物理过程。要化合，就是两者都化在一起，都不是以前的样子，要形成一个新的样子，就像把闪闪发亮的金属钠和无色的但是有刺鼻气味的盐酸结合，形成氢气和雪白的盐一样。

先详细举一个例子：阿尼玛与其他原型的结合。阿尼玛原型现身的时候，其形象总是一个美女。不知道为什么，她不以丑女形象出现。可能是因为美女才会有阿尼玛的诱惑力——对男性的诱惑力。

这里不谈阿尼玛,只说她和别的原型的结合。阿尼玛和鱼、蛇、狐狸、猫、鬼和巫等原型都很容易结合。因为鱼、蛇、狐狸、猫都可象征原始的心灵,巫是直觉和神秘的代表,而鬼是阴影原型的一种形式,也是潜意识的代表。对男性来说,他的女性心灵阿尼玛,也同样是代表着原始、直觉、神秘,代表潜意识,阿尼玛和鱼、蛇、猫、狐狸、鬼和巫有相似性、亲和性。

阿尼玛和鱼的结合是"美人鱼"。可以看到,虽然美人鱼在外形上有一点像我的天真的学生想象的,是美女和鱼拼接的,但是在性格上,美人鱼的性格是完整的,是美人和鱼的性格的融合。

这个新的形象大多是一个温柔痴情的女子,温柔和痴情的品质更多来源于鱼。鱼是水中的动物,而水可以是情感的象征,所以鱼也是重视情感的。中国有一句话:"女人是水做的",这里说的女人大概是"美人鱼"家族的女人,她们柔情似水。

鱼还象征着滋养和财富。所以美人鱼对她的爱人如同鱼,无私奉献,是爱人的滋养。她和母亲原型的滋养不同,母亲是滋养和保护者,是男人依赖的对象。而美人鱼是柔顺的,她滋养男人并依顺男人。

鱼一般是没有武器的,所以美人鱼一般也是没有攻击性的,所以她容易被伤害,例如她爱的人不珍惜她。

美人鱼原型人物的典型当然是丹麦童话作家安徒生的《海的女儿》中的美人鱼,她具有所有美人鱼原型意象的特征。故事中的王子乘船遇到大风浪,船翻了,美人鱼把他救到岸上,而且她默默爱上了王子。她用舌头在巫婆那里换来了一双人的腿脚,然后变成人的样子去找王子。不幸的是她没有办法对王子说出自己的爱情。之后,她为了王子的幸福而牺牲了自己的生命。

我们可以看到这个形象是温柔的，对王子来说她是滋养和帮助，是无私的奉献。

安徒生的这个故事实际上就是一个象征，故事中的美人鱼实际上就象征着和鱼结合的阿尼玛形象。她代表的是王子灵魂的另一部分——潜意识中的女性形象，美人鱼希望让王子了解她的爱情的过程，就象征着潜意识中阿尼玛希望进入意识的努力，潜意识人格希望意识人格了解她的努力。如果成功，这就是神圣婚姻所象征的，人格的结合更加完整。但是如果不成功，潜意识中产生的形象就会破灭，就像一个灵感如果得不到注意就会很快被遗忘一样。而神圣婚姻就是心理炼金术中的化合作用。假如一个美人鱼和王子结合，新的形象将是另一个原型。

顺便说，我感觉安徒生的潜意识中就有一个像美人鱼一样美，而且是女性的敏感的心灵，也许正是因为这样，他才可以写出这么优美感人的童话。

美人鱼的象征形象还有金庸小说《鹿鼎记》中的双儿、《倚天屠龙记》中的小昭。这些人物都是一样的温柔如水，而且很深情。只是小昭身上，"鱼"占的比例比双儿要稍微少一点，阿尼玛的成分稍微多一点，阿尼玛的特点之一是"神秘"，小昭是颇有一点神秘的气息的。

还有一点就是"鱼"的意象在梦中和性是有关的，鱼水之欢在古代就是性爱的象征。所以在小昭和双儿的"奉献"中，分明可以感觉到女性的性意识，把自己奉献是女性性感的一个重要特点。美人鱼是很具性感的。

阿尼玛和蛇的结合是"美女蛇"。美女蛇在外形上有时是美女和蛇拼接的，如鲁迅《从百草园到三味书屋》中提到的美女蛇，是蛇身美女的头。为了掩饰自己的蛇身，她会在墙上露出头来，让人们误以为自己遇到的是一个美女，在仿效宋玉邻家的少女。宋玉曾说他邻居的少女非常美丽，而且很喜欢他，经常在墙上露头偷看宋玉。而宋玉不好色，竟然没有反应。当然，一般人是不会有宋玉那么强的定力的，所以结果一定是跑向自己的艳遇，被蛇吞掉。

我们知道，美女蛇是危险的，所谓"面如桃花，心如蛇蝎"。一般来说，多数美女蛇真的是危险的，她们是在爱情上受过伤的女人，是仇恨男性的女人。她们以她们蛇一般的狡猾和智慧，蛇一般的冷静和执着，蛇一般的催眠力（在民间传说中，蛇是有催眠的力量的），她们以这一切诱惑和欺骗男人，并且会毫不留情地毁灭男性。但是美女蛇未必都是人头蛇身，有一些美女蛇则可能完全有人的外貌，唯一的区别就是比较漂亮。至少应该是有王祖贤或张曼玉般的漂亮，才配称蛇。所以这两位所演的"美女蛇"，也就是我们都熟悉的白蛇白素贞和青蛇小青，才会让我们欣赏赞叹。

美女蛇也未必都是很邪恶，就像熟知的白蛇白素贞就是很善良的。不仅善良而且执着地爱，为了爱会和阻碍爱情的力量殊死抗争。在心理象征的语言中，毒代表着仇恨、嫉妒等消极情绪，所以一条毒蛇也代表着仇恨、嫉妒等。但是正像世界上有无毒的蛇一样，在心理领域也有无毒的蛇，也有没有仇恨、嫉妒等消极情绪的美女蛇。在一般人的感觉中，也就是代表白素贞一类的"好"蛇。虽然白素贞对爱情的态度粗看和美人鱼也相似，但是仔细分析则很不同。美人鱼女孩的爱情是奉献式的，而美女蛇的爱情最明显的特点是执着。她们的爱情有一种抓住不放的特点。美人鱼在发现王子爱别人的时候，就主动退出。而白素贞在发现情人逃避自己的时候，则是紧追不舍。

白素贞虽然是一条善良的蛇，但是你会发现，蛇毕竟是蛇，在某些时候，她的暴力倾向也会出现。例如，法海和尚阻止她和许仙的结合，她就用水淹法海的寺庙。这时她的消极情绪就出现了。

　　美女蛇的爱情方式是一种热情似火的方式，但是在受到挫折时会变得冰冷无情，就像蛇在冬眠的时候一样冰冷。美女蛇女性的形象在神话、传说和文学作品中常常出现。女娲的一个形象就是人首蛇身。

　　可以金庸小说中的人物为例做些解释。一是因为他的作品雅俗共赏，他小说中的人物大家比较熟悉；二是因为金庸小说中的女性都和"阿尼玛"这个形象关联密切，也许是因为金庸先生心中的阿尼玛形象的力量很强大。

　　金庸小说中的赵敏、殷素素、阿紫、马夫人小康等许多女人都是美女蛇化身。这些女性都带邪气，残忍暴烈，但是都很美而且极具诱惑男性的能力。并且对爱情都很执着，她们的执着经常表现为残忍，表现为一种虐待狂似的倾向。她们有一个小的特征是喜欢咬人，赵敏咬张无忌，让他记住她；小康咬段正淳，是为了嫉妒和报复，但是我们必须知道实际上她们的咬人还是她们的性的宣泄。

　　对狐狸精，中国人是十分熟悉的。她们的外形是人，虽然有时也会不小心暴露原形，或者是露出一条尾巴。有些男性也知道这一点，所以在《聊斋志异》中有一个男子遇到一个极迷人的女孩子，这个女孩子在诱惑他，他就怀疑地问"你是不是有尾巴"，而这个女孩子马上请他"摸摸看"，她们是非常性感狐媚的。

　　狐狸的特点是媚，也就是说，她们主要是在性诱惑上见长。中国男性很喜欢狐狸精，暗暗希望遇到一个，但是他也害怕狐狸精，因为她会偷他的精，使他衰弱。

在成年男性和女性的潜意识中，都有可能出现这个复合原型。这个复合原型是在男子和女子性成熟后才产生的，是性的能力现实化之后的产物。常常在一个传统淑女式的女人心里，会产生一些幻想，幻想自己做了一个高级的妓女。她们不会说出这些想法，有时甚至会为此感到羞耻，而且往往也不会付诸行动。她们会暗地幻想自己有机会能这样做而不失去身份。例如，做一个到色情场所卧底的女警察。这些就是狐狸精在作祟。

猫有两重性：白天的猫，温柔依恋，天真好奇，一双天真少女一样美丽纯洁的大眼睛；晚上的猫则野性十足并凶残，而且神秘，难怪古埃及会有猫神。卡门式的女性，就是猫女。

鬼，种类繁多，有的就是荣格所说的阴影原型，代表被压抑的、未现实化的心理内容。因为被压抑，所以鬼往往会形象丑陋、可怕；因为被压抑，所以鬼的情绪基调往往是抑郁的。

女鬼是阿尼玛和鬼的结合，所以她不像鬼那么丑陋。例如，她可能是穿一袭白衣，面貌美丽（虽然比较苍白），在夜里出现，但是她还是可怕的。而且她也许会突然现出一副可怕的面孔。

在心理咨询时经常会遇到女鬼形象。在心理和情绪有困扰的女性，经常会想象到女鬼。

女鬼有几种类型，分别代表几种不同的情绪基调。

（1）一种是虚弱的"可怜鬼"，也就是面目苍白的女鬼。她似乎没有形体感，像一个白色的影子。这种女鬼代表的是抑郁，想象出这种女鬼的女孩子一般都正处在抑郁状态。白是生命力缺乏的象征，影子一样没有形体感也是缺少生命力。想象中的这种女鬼往往是单独出现的，很孤独。因为抑郁的一个本质的特点就是孤独，抑郁者在根本上是和别人隔绝的。这样的女鬼是对人有害的。在民间传说中，这样的鬼会劝说别人去死。例如，一个女子受了委屈，产生了轻生念头，就会有一个这样的女鬼出现，"诚恳"地告诉她活着很没有意思，死了算了。这个女鬼，也就是认知疗法中所说的消极的自动思维的来源之一。抑郁症患者感到自己脑子里不断冒出来的消极的语言就是这个女鬼在不断地说的话。实际上，这个鬼就是抑郁情绪的象征性形象。抑郁情绪会强化一个人的自杀意念。当一个人的自我意象中有一个鬼，就表明她是抑郁的。同样，这个人在和别人一起的时候，她身上的抑郁情绪会感染别人，使别人也产生抑郁，就仿佛一个鬼在迷惑人。这样的鬼没有力量，所以只能骗人，如果你不受她的欺骗，她就对你无能为力。也就是说，即使有抑郁情绪，只要你不让自己受到心中的消极思维的影响，也就没有什么。

（2）另一种女鬼是恶鬼，状貌凶恶。这样的女鬼往往是愤怒的象征。想象中出现这样的鬼，代表这个人有大量受压抑的愤怒情绪。这样的女鬼在爆发性人格障碍者的想象中应该是最容易出现的。有一个形象很像恶女鬼，如希腊罗马神话中的美杜莎，这是一个相貌令人无比恐怖的形象。她的一头卷发是由蛇组成的。不论是谁，只要看到她，就会在恐惧中变成石头，但是这个形象却不是恶女鬼，而是第三种女鬼——女死神。女死神形象实际上是鬼的形象和另外一个形象的结合，是鬼和母亲形象的结合。所以美杜莎实际上是命运三女神之一——死亡女神。母亲虽然也是一个女性原型，但是和这里的阿尼玛原型是不同的。所以在这里不分析这个原型。《西游记》中的白骨精应该就是女死神的化身。

女巫是阿尼玛和巫师这两个原型的结合。巫师的特点是神秘，女巫既有阿尼玛的神秘还有巫师的神秘，所以格外神秘。女巫出现在意象对话中时，她的最常见的衣服颜色是紫色。紫色偏红的一般比较善良；而紫色偏蓝的比较狡猾，往往在正邪之间；偏蓝又比较暗黑的则比较邪。

女巫的意象和猫、蛇等动物的意象经常纠结在一起。女巫有善恶之分。善女巫在意象对话中出现的时候，身份有时是小巫女式的人物，很可爱，但是很喜欢玩一些小花招，有时喜欢小恶作剧。一些女巫以其性的魅力见长。例如，我们认为的吉卜赛女性就有巫的某些特点，她们可以用一些魔咒让男人陷入她们的爱情陷阱。在欧洲中世纪，天主教认为有许多女巫在人间，变成女孩子来诱惑人。他们烧死了许多无辜的女子。这些被认为是女巫的女性，实际上只不过是具有性的魅力而已。残忍地"烧死女巫"，实际上是性压抑的极端的表现。有一些女巫很喜欢帮助别人，如《灰姑娘》故事中的仙女。她实际上是三个意象的结合：阿尼玛、巫和善良的母亲。

恶女巫的最常见的形式就是"老巫婆"。在格林童话中这样的老巫婆比比皆是：白雪公主的继母就是其中之一。她们丑陋、凶恶、可怕。在中国的童话和传说中，这样的形象也有不少。

纯粹的恶女巫，衣服的颜色是黑的，黑色在这里就是邪恶的象征。

恶女巫比较老，已经很缺乏性的诱惑力，但是在这个意象上还附着性的能量，她有性欲。而缺少性魅力的事实使她充满了不满足，所以她很嫉妒年轻的女性。实际上这是她作恶的主要动机之一。就像白雪公主的继母，虽然还没有老到成为老巫婆的年纪，但是和年轻的少女比，肯定是比不过的，这就使她恨不得杀死白雪公主。

纯粹的恶女巫实际上除了是阿尼玛和巫的结合外，还掺入了"死亡女神"的因素，也就是"母亲"和"死神"这两个基本原型。其他的原型之间也可以如此结合。

太阳王子这一形象是太阳原型和阿尼姆斯原型的结合，被现代女性称为白马王子。他年轻、英俊、潇洒，性格充满光明。

女孩子请注意，你也许会幸运地在梦中见到他。但是不要以他作为择偶标准，因为在现实生活中能接近这一形象的男性太少。如果你认为你的男朋友就是接近这一形象的人，那么，你很可能是被爱情冲昏了头。你在男朋友身上看到的优秀品质，实际上不是他所有的，而是你自己心目中的王子所具有的，你只是把心中的形象（像放幻灯片一样）投射到了男朋友身上。你是昏头了，但是，这种昏头是难得的、幸福的。

第四节　各类意象的象征意义

动物意象可以展示人的性格，交通工具可以代表自我掌控，衣着代表身份或掩饰……

一般的象征形象和原始意象显现出的形象之间并没有一条截然分开的鸿沟，它们也一样是可以变化多端的。例如，某男子对某个女孩有好感，在每天的梦里，他会梦见不同的女性，不同的小动物，梦见花，梦见溪流，梦见彩云。而他知道这些都象征着她，都是她的形象在梦中的转化，是这个女孩的象征形象。这些非原始意象象征形象和原始意象形象（又可称原始意象）的区别在于，前者是外界实有的人物的象征，或心中情绪、情结的象征，不是与生俱来的东西，而后者是对内心中与生俱来存在的最深处的精神性存在的象征。

一、动物的意象

一般来说，在梦和想象中的动物，象征一种性格，这个性格和童话中这种动物的性格是一致的。当然，一种动物的意义不会这么简单，它还可以有其他的一些意义。有些动物的形象似乎可以说成是一个原型。

1. 鱼

古释梦书说梦见鱼表示发财，有时是这样。从谐音上，鱼和"富裕"的"裕"字同音，所以有些人做梦梦见鱼与"富裕"有关。另外"余"也与"鱼"同音。年画中画的鱼所表示的正是"有余"。但是鱼表示财富绝不仅仅由于这个字的发音。从远古，鱼就在人们心目中代表财富。也许是因为对原始人来说，捕到鱼就是得到财富吧。

有一个梦是，某男子梦见在海边游玩，发现海里有许许多多的鱼，有几个人下海去捕捞。他也想去捞，但是害怕有鲨鱼，于是没有下。后来，他下了决心要下海，不再担心鲨鱼，却发现海里的鱼已所剩无几。

这种梦写出了许多当代人的经历。一开始想下海经商，知道会发大财，但是又怕危险。顺便说一句，鲨鱼也是鱼，但是在这个梦里它不代表财富，而代表危险。这个例外也不难理解，当人们提到鲨鱼时，首先联想到的不会是它的肉，而一定是它的牙。再说刚才那个人，等到他壮起胆子，打算下海时，却发现钱已经让人家赚走，或者说，赚钱已不是那么容易，因为鱼少了。

鱼还代表性。西安半坡遗址展出了一种鱼鸟纹的陶瓶，画的是一条鱼张大嘴，吞一个鸟的头。谁见过或听说过鱼吃鸟这种怪事？就算有这种事也一定极为罕见。为什么原始人这么愿意画这种画？如果仔细看看那种鱼鸟纹就会清楚。那个鸟头形状很像阴茎。而那鱼嘴的形状很像阴道的横截面，非常像，让人惊奇原始人的解剖知识。所以这表示性交。

荣格在一次讲演中提道：鱼，特别是生活在海洋深处的鱼，表示人心理上的低级中心，表示人的交感神经系统。这种说法也是很有道理的。在我的经验中，鱼常常象征着潜意识或人的直觉。在一些艺术家的梦里，它代表神秘而且难以捕捉的灵感。

2. 蛇

蛇是人最常用的意象之一。蛇表示的内容很丰富。首先，蛇表示性，特别是男性生殖器。从形状上看这二者也的确相像。毒蛇往往象征着有害的性，如被强奸。但是毒蛇或蛇也可以表示与性无关的毒害、伤害，表示憎恨、仇怨等。

蛇还代表邪恶、狡诈、欺骗、诱惑。这与许多神话和民间传说中的蛇的形象相同。在《圣经》中，就是蛇诱惑夏娃吃禁果的。蛇往往被看成地狱中的动物、魔鬼使者。它把人拖向黑暗、堕落和邪恶，它采用的手段主要是诱惑。民间传说，蛇吃青蛙不是主动捕捉，一旦蛇发现青蛙，就用眼睛盯着它，而这时的青蛙就像被催眠了一样，会一步步自己跳进蛇的嘴里。在人们心目中，蛇正代表了这样一种催眠性的诱惑力量。因此当人们发现某个人有诱惑力且很邪恶，称之为毒蛇。

因此，梦中的蛇也许会是一个邪恶、狡诈、惯于欺骗、有催眠似的诱惑力或魅力的人。

从另一方面说，蛇又表示智慧，一种深入人内心深处的智慧、深刻的直觉智慧。荣格指出："医神埃斯枯拉皮俄斯是和蛇联系的……在埃斯枯拉皮俄斯的神殿里，有一个被称为阿斯克勒皮亚的古代诊所。这个诊所就是一个洞，洞口有一块石头挡住，洞里住着一条圣蛇。

石头上有一个孔，求医者把钱从孔丢进洞，钱就是他们所付的医药费。……蛇还具有智慧和预言的本领。"在中国民间，对蛇的迷信也是有心理依据的，即蛇在人心里象征智慧。古代中国，人们把灵蛇作为圣物，伏羲和女娲的形象就是人首蛇身。龙的形象也和蛇有关，但是龙一般不再有邪恶，而且比蛇更有力。神话中常常说到龙或蛇守着洞中宝藏，这宝藏就是智慧，那种对人性的洞察。

在生理上，蛇代表脊柱，脊柱的病变会以受伤的蛇来表示。从阴阳的角度来说，蛇表示阴。

蛇还有其他一些特性，如冷血，所以蛇可以象征一个人情感冷漠，再如蟒蛇会缠人，或者吞食人。因为蛇也可以象征一种人的情感，他（她）对你纠缠不休，缠得你喘不过气来；或者，他（她）对你关怀得无微不至，这种过度的无微不至使你没有了独立性。一个过度溺爱孩子的母亲在她孩子的梦里就可能会变成一条大蛇，要把孩子吞下去。

3. 鸟

鸟是飞在天空中的，它没有依凭任何有形的东西，只依凭无形的风。所以它主要代表自由，也代表自然、直接、简明、不虚饰。

鸟代表一个进入精神力量（由天空来表征）的入口。在神话里，鸟是天神的使者。有时，这种鸟与太阳有关。太阳一般作为真理（之光）和新生活的象征。

食腐肉鸟（如兀鹰、乌鸦、渡鸟等）是与死亡相关联的。真正预言性的梦是罕见的。所以，梦中的死多是表达一个人对死亡的焦虑，自己的或他人的死亡。

这样的梦，另一个意思是，他的潜意识告诉他，他的一些习惯、消极的态度等该死亡了。他该有所发展。

鸟也可以是性象征。前面说过在半坡遗址中的彩陶上有种鱼鸟纹，画的是鱼把鸟的头吞到嘴里。鱼吞鸟头这一事件是不可能发生的，世界上还没有吃鸟的鱼。真正发生的是鱼所象征的女人和鸟所象征的男人之间的性关系。

鸟的飞翔，可以象征男人的性能力强；鸟的坠落，可以表示男人性无能。

在想象中想到鸟，往往代表自己的性格，是一种喜欢自由的性格。当然，具体的性格是什么样子的，要看想象中的是什么鸟。例如，一女性想象中的自己是一只锦鸡，这代表她的风度很优雅，而且好炫耀自己，仿佛美丽的锦鸡。有一次一个女孩子想象的是一只孔雀，孔雀和锦鸡一样美丽而且好炫耀自己。但是，我告诉她，孔雀还有另外的特点，她是非常自信的，非常有攻击性或进取心的，而且代表着"镇压"或克制人的病态的心理。这个想象孔雀的女性自己并不知道孔雀有这些意义，在她心目中，孔雀是美丽、善良而且温和的鸟。但是，她发现她想象中的孔雀所做的事情和她心目中的孔雀性格并不一样：孔雀站在"阴间和人世之间"，正在看守着冥府之门，不让"鬼"出来。

我却不感到奇怪，因为记得有一个民族的神话中，孔雀就是地府的王。而且在佛经中，也说孔雀有一个奇怪的特点，就是她专吃有毒的果实。别的动物会被毒物毒死，而孔雀恰恰是吃了毒物更有力量。"毒物"和"鬼"的象征意义是相似的，都代表不健康的心理，"孔雀食毒"就是克制不健康心理的象征。而且，这些不健康的心理被孔雀转化为力量。这象征把愤怒等消极情绪转化，反而带来好处，例如使这个人敢于坚持自己的利益。

4. 狗

狗的特点是对主人忠心，对敌人凶狠。它常常被用来象征道德、自我约束、自我要求和纪律或者精神分析心理学所说的超我。警察是社会的行为规范即法律的保卫者，梦中的狗则是一个人内心行为规范即道德的保卫者。好的警察应该像好警犬嗅觉敏锐，能迅速找到贼的踪迹，死追不放，直到抓住贼为止，毫不留情，冷酷地对待贼。梦中的狗也一样。狗是防贼的，所谓贼，就是内心中那些不合乎自我道德的欲望和心念。梦中的狗象征平日人们所说的良心。

想象了狗的人，性格一般有"狗"性——正直、负责、重友谊。

5. 马

加尔文·豪尔收集了几千个美国人的梦，统计发现，梦中出现最多的动物是马，其次是狗和猫。在中国，没有人做过统计，但以我的经验，梦见马的没有这么多。加尔文·豪尔认为马是野性动物本能的象征。马力大无比、精力旺盛而且鲁莽冲动，因此常常表示男性性欲。古希腊的阿德米多斯认为马代表女性性欲。弗洛伊德分析某儿童的恋母情结时，发现这个儿童把马看成他父亲的象征。当然也是他父亲的性——针对他母亲的象征。我也发现女性的梦中会用马来象征男人，用骑马来象征性行为。

马也可以象征一种性格。我认为马所象征的性格，如果用一个词说，最恰当的词是"张扬"。它是英气勃勃的、潇洒的、帅气的，但是最重要的一点是张扬的。所以，性格像马的人是引人注目的。

6. 羊

羊代表的是温和、和平、善良的性格。有的时候可能会比较软弱。

7. 鹿

类似于羊，不过鹿更有灵气。它温柔、善良、聪明，但是也可能有软弱的不足。

8. 猫

猫常常被用来象征神秘、野性又温柔的人，大多是女性。她们慵懒、漂亮而又可爱。她们有点自私，有点小脾气，有点贪嘴、贪睡，有点狡黠，但是她们仍旧被男人喜爱。因为她们的那种乖样、那种柔顺让人怜爱。

但是这只是猫白天的样子，晚上的猫应当完全不同。夜里的猫双眼贼亮，一扫白天那种懒洋洋的样子。猫对待老鼠十分残忍，抓住了不马上吃，还要逗它玩，要看老鼠那种无望的挣扎。夜里猫要闹春，情欲旺盛。

9. 蝙蝠

对西方人来说，蝙蝠是一种可怕的动物，作为一种夜间动物，它可以象征与早期的创伤性经历有关的潜意识内容。另外，蝙蝠也可以象征直觉的智慧。因为蝙蝠不用眼睛，可以在黑暗中飞行，这可以象征直觉。

"蝠"和"福"同音，因此有时梦见蝙蝠象征着得到幸福。不仅如此，对待象征着直觉的各种动物，东方和西方是不同的态度。例如，猫、狐狸、蛇、刺猬、蝙蝠，在西方都是不被喜欢的，而在东方则不一定，有时人们很喜欢甚至崇拜它们。

10. 狼

狼象征心中害怕的各种东西。尤其是被人认为是兽性的、攻击的、破坏性的。可能一个人的害怕是非理性的或来自童年创伤经验（如恋父、恋母情结）本能压抑的结果。

一个心理学家有一个不知道是真是假的记忆：他小时候一次病得很厉害，差一点死了。母亲抱着他坐汽车去很远的地方看病。汽车行驶的地方是青藏高原的荒野。他记得看到有一只狼在汽车外一直跟着他，看着他。

我们认为这个记忆未必可靠，因为一只狼这样保持和汽车同步跑是不大可能的。这很可能是他的幻觉。但是，这个狼的意象是有意义的：一方面，它是令人恐惧的形象。它仿佛是死神在等待着带走他的灵魂；另一方面，狼代表他的母亲，代表一个安慰他、保护他的保护神。狼是可以代表母亲的，我们知道在罗马的神话中，罗马的创始人就是被母狼养大的人。

11. 熊

在西方人的梦里，熊的象征意义和我们的有些不同。在西方，熊有以下的一些象征意义：一是男性心理的女性成分；二是象征母亲，真实的母亲，或潜意识中可以获得的智慧；第三，或者仅是潜意识的象征。在中国，熊在人们心目中代表笨拙，但是有力量。熊更多是代表男人，它的性格是温厚的、天真的。

12. 狮子

狮子象征的性格是威严的、有力量的、勇敢的。狮子的性格有权威性，有所谓王者的气质，但是，权威性的另一面是喜欢保护弱者，保护自己的朋友。狮子是一个威严的，也是慈爱的家长。狮子还是慷慨大方的。

我觉得金庸的小说《天龙八部》中的萧峰的形象就像一头狮子。他的另一部小说《倚天屠龙记》中的金毛狮王谢逊的形象不用说更是一只狮子了。我们看到这两个人都是刚猛无双的，都有王者风范，而且都是爱保护弱者的。谢逊一出场时虽然很暴虐，但那是因为当时的他受了巨大创伤，心有了病。谢逊后来对待张翠山、殷素素的态度，不就是一个有权威而又慈爱的家长的形象吗？

13. 虎

虎和狮子一样勇敢有力量，也一样威严。但是虎和狮子的性格有所不同：狮子更有团体性，虎更有独立性，虎不像狮子一样合群。虎的性格外向、活泼、明朗有朝气。

如果想象中的虎是一只小老虎，它的特点主要是胆大顽皮、活泼机灵、虎虎有生气。如果想象中的虎是一只成年的虎，则要沉稳一些。有"虎"的性格的人如果受到挫折会像一只寂寞的野虎一样孤独地生活。

14. 老鼠

老鼠象征比较胆小的人，但是很机灵。

15. 蚂蚁

蚂蚁代表极其微不足道的小人物。

16. 蜘蛛

蜘蛛代表束缚，因为蜘蛛是会结网的。但蜘蛛有时也代表性，因为它毛毛的爪子使人想到阴毛。蜘蛛有时候还代表母亲，代表那种把孩子管得紧紧的、抓得牢牢的母亲。这种母亲在白天可能也很溺爱孩子，孩子也和她感情不错，但是孩子在梦里却会很恐惧：蜘蛛要把他吃掉。

二、交通工具的意象

1. 汽车

汽车可能代表一个人自己的身体或自己的情感，它所去的方向意味着这个人的生活道路指向。查尔斯·莱格夫特是一位对梦颇有研究的心理学家，他认为"正如柏拉图时代人们用骑手和马之间的关系"表现人自己和自己欲望的关系一样，现代人用汽车来代替被自己驾驭的欲望。

因此，梦见掌握不好的方向盘表示无法自控，梦见车灯或挡风玻璃的雨刷出毛病表示看不清方向，梦见油用完了表示缺乏精力，梦到车胎爆表示"泄了气"。例如，某年轻男子梦见自己是一个大官，开车去视察，发现土地很荒凉，地都干裂了，地里的庄稼也枯萎了，当地的农民都穷得衣衫褴褛，于是他忍不住痛哭。这个梦里，大官是他对自己的评价。他一直很自负，认为自己应该成为一个大人物，开车去视察表示他驾驭着自己的意识去观察自己的领域，土地荒凉是对自己身体、心灵和事业的总评价。这个人是以身体不好和手淫等问题去某校心理咨询部就诊的。

如果一个人只是一个乘客，意味着他还没掌握自己的生活或其他某些部分。那么谁在开车表示是什么样的潜意识机制控制着他的生命；或者，是谁对他进行着控制。

公共汽车也可以代表他自己，乘客代表他人格或心理的部分或元素。

汽车也可以象征一个小环境，如一个家庭、一个班组等。

某女士梦见和她丈夫在公共汽车上，没有座位，站着。车上要装空调，需要密闭，用泥去糊缝，但是缝又裂开。梦者想，这样有缝很费电。此梦可这样理解为：梦者夫妻不是自己过，而是与某方父母共同生活在一起。公共汽车代表大家共用的家。没有座位表示在家里没有地位或位置。梦者证实了这一解释，并说前一段时间家里想装空调，让他们夫妻出钱，她有点怕费钱，这正对应着梦中的费电。而那种想密闭又做不到的处境反映出她渴求有自己的私密的空间。

2. 自行车

自行车象征着自己的身体或心灵。某人梦见女友和同学同骑一辆自行车，感到非常嫉妒。这是一个性象征，两人同骑一车表示性爱。还有一个例子也是梦，梦中她把自行车的钥匙放了一个学校讲台的后面，但在学校校长和别人的争斗中，她的钥匙被折弯了。这个人的自行车象征着她自己的思想，象征着打开自己的心灵的钥匙。但是，她受到的各种教育之间有一些冲突，反而使她不知道自己是谁。

3. 船

船和水有关，和水一样，它可以象征女性。例如，某人内心中的女性化部分或者母亲、母性。船也可以是女性的性象征，乘船的摇晃也可以理解为性。离开本国的海滨而驶往国外的船象征着进入陌生的领域。如果船横渡一个窄的水道，象征死亡或者从生命的一个阶段到另一个阶段，或和过去决裂开始一种全新的生活。

在希腊神话中，死的使者用船把灵魂渡过冥河。在中国也有同样的信念。

4. 火车

火车是定时的，因此除了汽车所有的意义之外，还可以象征着时间、时代或时机。

三、衣着的意象

衣着衣服是人的外表，因为衣服往往表示人的外表。还有，当人们在梦里不直接梦某个人时，也往往用衣服代表人。正如古诗文中常常用"裙钗"代表女人一样。衣服还可以象征虚伪，因为衣服是一种掩盖。衣服还是身份的象征，因为从衣服可以看出一个人的地位。衣服还可能代表人的特性，如同商品包装上画着商品的样子。想象中的衣服也象征着性格的特点。衣服的式样是性格，衣服的颜色是性格基调的象征。

1. 鞋

鞋最常见的是用来象征异性或象征婚姻。俗语说："婚姻就像鞋子，合不合脚只有自己知道。"

2. 帽子

有时固然只表示帽子，但是它也常被当作性象征。也可代表男性。

四、物品的意象

1. 电话

电话象征着潜意识中的信息。打不通电话象征着和自己的或别人的潜意识沟通困难。

2. 电视机

和电话的意义相仿。如果在意象对话中，来访者在想象的房子中看到了电视，一般都会让他继续想象："你在电视中看到了什么？电视里在上演什么？"电视中的内容往往是潜意识中的心理的体现。

3. 瓶子

瓶子可以象征女性性器官或者象征女人，例如在日常语言中，把那些漂亮但是没有能力的女人称为"花瓶"。如果瓶子里装着东西，则瓶里的东西表示其象征意义。如果瓶子是空的，则代表空虚。

4. 盒子

盒子也可以作为女性的性象征。因为盒子是中空的，仿佛女性器官。也可以代表自己，自己的内心。这个意义和"房子"的意义很相似。打开的盒子表示你对自己有了了解。如果盒子里装着某种贵重的东西，它可能代表你的真实、基本或深度的自我，以及丰富的能量、力量、智慧和爱。

如果这盒子令你恐惧，像潘多拉的盒子，里面充满瘟疫般的东西，那么其象征至少有以下三种可能：

① 象征你的潜意识中被压抑的力量、本能冲动，以及被掩藏的情绪。

② 如果你是男性，这盒子可能代表女性的消极成分，她引诱你去破坏，或者代表专制的、阻碍你独立的母亲。在这种情况下，你应该与你的女性成分接触，或（以及）重新审视你对母亲的情感。

③ 代表灾难的源泉。在你的内心、家庭或工作环境中有什么令你担忧的吗？

5. 灯

灯往往表示智慧、理性的指引。因为灯是光明，能照亮人的方向。

灯还常常象征生命力。

6. 钱

有时钱代表钱本身。例如，有人经济上比较窘困，梦到捡了大量的钱，无比高兴。只可惜一觉醒来，梦中的钱杳无踪迹。他叹息道："假如我当时把钱存到梦中银行里就好了，那样我至少可以在下一次做梦时去花——醒着时虽是穷人，睡着了还能当富翁。"再如，某人梦见丢了钱包，第二天早晨去看，发现钱包还好好地放在手提包里，但是手提包开线了。于是她赶快修好了手提包。此梦就是那个"我们心中的原始人"发现了钱包开线，用梦提醒她要防止丢钱。

钱还能表示价值。有个女孩梦见地上有一个闪闪发亮的硬币，仔细一看是一口痰。表示她一开始认为某人或某物有些价值，后来发现这个人或这个事物不仅没有价值，而且让人厌恶。

7. 武器

武器有时象征"性"。女人梦见男人手持武器攻击她，往往代表男人对她的性欲望。在梦里，女人看到男人手持刀枪冲过来，常会吓得急忙逃跑，但是实际上这些梦者心里是需要男人以一种更主动、更攻击性的态度来对待她的。梦者真正恐惧的是她自己心中的欲望：希望被男人征服，希望男人在性上占有她。

记得有位大学女生梦见被男生追，并被男生用刀子刺中肩膀，还梦见骑着带角的犀牛。很明显，这是性象征，因为刀子和犀牛的角都很像男性的性器。

男人梦见武器有时也是代表性，特别是梦中的"敌手"是女性的时候。但另一些时候，它代表攻击、敌意、愤怒。

不过大多数的时候攻击的牺牲者和攻击者都是做梦者自己，是他心灵中的不同部分。有时，武器被用于自卫，来对抗可怕的敌人，这往往说明他的生活过于紧张焦虑。

8. 粪便

民间传说粪便表示财。梦见粪便会发财。在过去，的确有时是这样的，但是现在已经基本不是。为什么呢？因为过去农民种地，没有什么化肥，要庄稼长得好，就得施粪肥。因此，粪便就是肥料。有了粪，庄稼就长得好，收成好了，人便增加了财富，就活得好。钱对人来说相当于粪对庄稼。因此，粪便代表财。现在不同了，不要说城里人不用粪肥，就是乡下许多人也不需要用粪做肥料，有化肥就行。所以，如果一个农民要用什么表示财，他或许会梦见化肥，而不大可能梦见粪。只有年龄较大的人，以前拾过粪的，梦见粪才可能代表财。

现在，粪主要表示脏、讨厌。

9. 桥

桥可以代表男性生殖器，它"联结两性的距离"，还代表出生，即另一个世界与这个世界的联结；或从母腹到独立存在的联结。

它还代表导致死亡的东西，如从此岸到彼岸。代表来访者生活中任何形式的变化，如生活方式的变化或年龄阶段的变化。桥跨越河流，甚至从一个国家到另一个国家。桥象征来访者生活中的一个关键，它是一个至关重要的决定，可以形容为"进入一个新国家"。

如果想象中过的桥有倒塌的危险，则表明对生活的变化充满焦虑。在强迫症和焦虑症中这样的情况出现得比较多。

10. 路

路表示生活道路。路的状态代表他认为自己的生活道路是什么样子的。路崎岖坎坷，表明来访者认为人生的道路是坎坷的，他容易出现的问题是怨愤。路是荒凉的，表明来访者的生活孤独寂寞。当一个人面临选择时，他就会想象路有分岔，不同的道路有不同的景象，表示他的不同选择。而在想象中走了某一条路，则表示他内心深处，或说他潜意识里，或说他的"原始人"选择了那一条路。路旁的建筑物或树木风景表示在生活历程中所经历的事物。

五、坟、鬼、沼泽、旋涡和阴间的意象

坟象征死亡、埋葬。但是死亡或埋葬未必是可怕的，如果被埋葬的是伤痛、错误、缺点，那么这也许还是一件好事。所以梦见坟时，要让来访者看看坟里埋的是谁，再分析一下这个人代表什么。坟还象征安宁。

鬼象征邪恶，也象征危险。在用意象对话做心理治疗时，鬼是最常见的意象。鬼是消极的心理状态的象征。鬼的不同形式代表不同的心理问题。凶恶的男鬼代表邪恶，或者说代表对自己的阴影不接受。

沼泽的象征很明显，象征着正陷进什么危机里面了。在意象对话中，来访者想象自己陷在沼泽中，是在表达自己对危机难于应付。心理咨询的要点，就是通过继续想象，了解这个沼泽代表的是什么危机，来访者为什么缺少应付这个危机的方法，然后对症下药，解决问题。

旋涡意义也和沼泽类似，象征"拖你下水"甚至毁灭你的东西。如果对旋涡的感觉好，意味你有死的愿望或者你被邀请进入潜意识去更多地发现你自己。

阴间可能象征绝望。有时，梦见到阴间也有好的一面，它象征着为了你人格更完善，旧的你"必须死掉"。要确切地了解阴间的意义，要看来访者想象中在阴间的遭遇。老年人梦见阴间，有时是出于对死亡的担心。阴间还代表埋在记忆深处的东西，如果梦见在阴间见到一个已死的亲友，这代表你回忆起了他，或者代表你的一种旧的情感或习惯的复活。

坟、鬼、沼泽、旋涡和阴间等都会引起来访者的恐惧情绪。在意象对话中，心理咨询者要随时化解其恐惧，或者带领他面对恐惧，直到恐惧消失。

六、水的意象

水的意义很多。并且是什么样的水呢？是杯中的水、河水、湖水还是海水？是清水、浑水，还是加了糖的水？如果某人梦见了一条河，那么或许得按河来释义，不能按水释义。如果见到的是海，那么或许得按海释义，也不能按水释义。如果梦见茶水，或许得按茶释义，同样不能按水释义。这里面问题比较复杂。

梦中的水是什么状态很重要，即注意那水是自由流动的，还是有阻碍或结冰的，是干净的还是浑浊的。

水是繁殖、成长、创造性的潜能的常见象征（尤其是水处于静止状态，如在水库或湖里），也是新生活或康复的象征。

水可以象征生命力。水还是女性的象征，代表一个人的女性倾向（无论他是男性、女性）或是他的母亲。所以在梦中一个人对水的反应就显得很重要。想象中水较深的时候或者水是在一个地下溶洞里的时候，还常常象征潜意识也就是内心深处我们自己意识不到的内容。什么东西被水淹没，表示我们把它遗忘了。但是这些被遗忘的东西并未消失，只是深藏在心底。相反，如果梦中从水底捞出了什么东西，表示我们在内心中打捞出了思想或直觉。梦中捞到珍宝是最好的，表明一个人从内心获得了心理财富。某人梦中从水下打捞出宝剑，表示他从内心深处获得了勇气和力量，使他不畏惧任何敌人。

梦中的水还可以作为出生象征。

井象征情绪（如愤怒、害怕）的深层源泉或幸福。泉水的意义与此相似。井和泉水中的水越清澈，说明一个人的深层情绪状态越好，水越脏，说明他的心理和情绪越不好。梦中是什么东西污染了某人的井和泉？它象征着什么？通过分析，可以知道自己在哪一方面需要改变。

水不够清澈，原因之一可能就是性心理上有问题。例如，对性有肮脏感、性压抑；还有就是因社会交往太少。具体要看情况判断，因性问题而使水浑浊的，想象中一定有其他的性象征。例如，一个男孩子想象自己在一个小池塘里，这个小池塘的水浑浊肮脏，而且水里有蛇。蛇的一个意义是性象征，所以他的问题很可能是和性有关，实际上他的问题是害怕和异性交往，对异性恐惧。社会交往太少，则想象中的水会处于封闭的状态，是死水。当然，实际情况往往是多种原因同时存在。

如果泉水或者井水干涸或者被什么东西堵住了，表示生命力的源泉被压抑，意象对话中的中心任务是要帮助来访者把泉水和井疏通，这代表恢复其生命力。

河流是水构成的。所以有时它可以表示滋养、女人或其他水所代表的事物。河流又可以通航，这一点像道路，所以河流也可以表示生命历程。河流是水的通道，因此河流还有通路的意思。溪流可以按后面将要讲的河流去解释，也可以按泉水去解释。溪流还有一层意义，就是象征女性。

海常常是最深层潜意识的象征。它是博大的、危险的、深不可测的，隐藏着珍宝和鲨鱼，也隐藏着美人鱼的传说和龙王的宫殿。

第五节　识破伪装：和“性”有关的象征

建筑物（高塔和柱等）、蛇、武器（刀和枪等），以及一些行为（浇花和游泳等）都可以象征“性”。

在想象中出现的意象和在梦中出现的有所不同。例如，在意象对话中，很少有人会赤裸裸地去想象性行为，而在梦中赤裸裸的性梦则很常见。当然，直接和别人说自己的性想象是一种性挑逗和性骚扰的行为，一般人是不会做的。但是，性的问题一直是人的心理问题中最重要的问题之一。在重要性上，大概除了生死问题没有什么其他问题可以和它匹敌。因此，在想象中出现的意象，和性有关的很多。代表性的象征与性有关的象征是非常多的。

建筑物可以表示性器。塔、高楼、柱子常用来象征男性生殖器，而可进入的房间、空洞则常用来象征女性生殖器。门、窗常常象征着身体的开口。钻过很窄的洞穴，其意义则更明确，或是出生，或是性爱。爬上爬下一面墙，墙往往象征着人的身体，进门或进窗代表性爱。

当然，不能把所有的建筑物都说成性象征，需要仔细判别。作为性象征的建筑物在梦中出现时，其中常有一些细节提醒人们这是性象征。例如，在房子里有一个异性的照片或者有其他性象征物存在等。

某女士梦见在一个大厅中有一个透明玻璃盆盖着一条大蛇。她担心蛇会打破玻璃冲出来。蛇是男性生殖器的象征，透明玻璃盆自然是避孕套。大厅在此梦中是女性生殖器的象征，这一点毋庸置疑，因为大厅中有蛇。

屋子中有壁炉，也常常象征着性，因为燃烧着火的壁炉可以象征女性性器。弗洛伊德指出，所有长的物体如木棍、树干和雨伞都可以代表男性性器官，那些长而锋利的武器（如刀、匕首和矛）也一样，手枪也是性象征的一种，特别是当女性梦见有人持枪追她时。如果男人梦见手枪，有时代表性，有时只代表武器。

有一个简单的梦：一女士梦见一棵没有分枝的树。她爬上去，发现在树的顶上有一只"老娃娃"（她的家乡把蝉称为老娃娃）。她的心理咨询师和她一起分析并发现，她的丈夫有外遇是这个梦的主题。丈夫（和他的性器）由这个树代表，而老娃娃代表丈夫的情人。

用刀、枪、矛象征男性性器时，还带有攻击的含义，表示带有攻击性的性。箱子、柜子、手提包等可以代表女性性器，船、飞机舱也可以代表。锁门、锁柜子象征着保护贞洁，钥匙则可以作为男性性器的象征。

弗洛伊德还指出帽子和领带可以作为男性性器象征。弗洛伊德指出，梦中的许多风景，特别是有桥或有树木的小山，常常是性象征。

桥也可以作为性象征，这或许是因为男性生殖器也是一座桥。它把两个人连接在一起。树木既可以代表男性性器，又可以代表女性性器。还应该指出，风景中的河流也常常有性含义。

鱼、蛇、鸟是性象征，蜘蛛、老鼠、蜗牛也都可以是性象征。

花，很自然地常表示女性生殖器，采花、浇花都是性象征。所以古代把某种人称为采花大盗。印度人也把莲花作为女性生殖器的象征。还有一种常见的性象征是游泳。想象中，游泳十分常见，大多都是表示性爱。特别是在游了一会儿之后，游泳池也许会干。这种情况在实际生活中是几乎不可能的，它几乎只能代表性。

头、手、脚等肢体也可以作为男性性象征。想象中砍掉胳膊、腿，甚至头往往代表阉割。

第六节　火眼金睛——如何分辨意象

意象的意义不可以对号入座，要根据想象的全部、前后来综合分析。

一个意象是什么意义不是可以对号入座的。我说"游泳可以象征性爱"，但是游泳未必总是象征"性"。它完全可以象征其他事物。例如，意象中自己劈波斩浪，也许不过是象征着奋斗精神而已。

上面说了不少意象的意义，但是，一个意象的意义要说得很清楚，哪里是这样的一点篇幅能说清的？荣格的一个弟子写了一本书——《猫、狗、马》。一本书也不过是写这三个动物的意象而已，更何况，上面提到的意象才有多少。如果开始做意象对话技术的心理咨询，就会发现每天都会遇到新的心理意象。我们又怎么可能知道所有意象的意义？

那么，怎么分辨出一个意象的真实意义呢？我认为除了从已知的意象入手外，最重要的还是直觉。直觉虽然说起来玄妙神秘，似乎羚羊挂角，可是实际上并非如此。当做过一定数量的分析后，就可以感受到意象所体现的感受，也就可以更容易找到这个意象的意义。学习分析意象如同学习写诗，说起来没有固定的方法，但是你读诗读多了自然也就有感觉。

当然，要根据一个想象的全部的前前后后综合分析，才可以有准确的判断。初学分析意象可以从学习解梦开始，因为梦境的象征意义和想象的意象是一样的。

分析想象的意象的意义比分析梦要简单一些，因为我们有分析不出的地方，还可以继续让来访者想象，后面想象出的东西可以为前面的内容做补充。

有一个方法，就是想象这个东西会变化，看它会变成什么。例如，某个人的想象中有一个怪物，我们不知道这个怪物象征着什么。于是，可以让他想象自己看着这个怪物，等待着这个怪物自己改变。任何一个形象，在我们想象中都不会一直不变化，过一会儿，这个怪物就会变。假如这个怪物变成了一条蛇，接着变成了一条鱼，就可以知道这个怪物的象征意义与蛇和鱼是一样的。蛇和鱼可以共同象征的有性、神秘等，这个怪物也许就有性和神秘等意义。假如这个怪物变成一个人、一个老人，也许这个怪物就象征着他的父母或其他的人。

在训练心理咨询和治疗者的过程中，我还习惯于分析神话、童话和小说中的人物形象。当然小说要选好的、选经典的文学名著。我发现这是一个非常好的方法。在神话、童话和好的文学著作中的人物形象往往非常典型，有些甚至可以说就是人潜意识中的原始意象的形象本身。我们去分析、体会这些形象，就可以很容易理解在意象对话中出现的类似的形象。

如果你一时分辨不出某个意象的意义，也无妨，只要继续做意象对话即可。一个意象对话的过程有一个总体的氛围和主题。通过这个氛围和主题，就可以知道它的意义。

我所认识的"女鬼"

一个偶然的机会，我认识了一名外地到北京的女孩子，她身材高挑，皮肤很白，五官也很漂亮。她偶尔会和我联系，随便聊聊天，有时也一起出去玩，但是我们只是一般的朋友而已。我几乎从来不和她联系，一是因为我比较忙，二是因为我也不容易找到她，她在北京没有家，住处也经常变化，手机号码经常变。常常是她搬了"家"后很久，才想到通知我她的新电话。

一次她和我闲谈，一时兴起，想做一个意象的测验，我就让她放松，想象进入一座房屋。于是她就进入了坟墓。

"你到坟墓里去干什么？"我奇怪。

"这是我住的地方。"她幽幽地说，神情格外的落寞，脸色格外的白。

"你……"

"我看到我是一个女鬼，"她说，"一个孤魂野鬼，就连这个坟墓都不是我的家，只是我暂住的地方。我的衣服是白色的，但是已经很旧。四周没有人，只有我自己，我在半空中飘来飘去。飘在街道，飘在野地。"

正是黄昏，她轻轻说出来的话像影子一样绕在我周围，她闭着眼睛的脸雪一样的白，她的身体轮廓在裙子中若隐若现。我身上有一点冷，仿佛真的看到了一个女鬼。

在让人们想象意象的时候，你会发现女鬼的形象是经常可以见到的。《聊斋志异》的故事，在某种意义上可以说是"真实的"，这不是说世界上真的有女鬼，而是说这世界上真的有一些女人，她们的心理状态真的是"鬼气森森"。

在想象中出现女鬼，在心理学的象征分析中代表她的心理状态不是很好，代表着抑郁情绪，或者代表着怨恨。

这个女孩子的"孤魂野鬼"，代表着她现在对自己的认知，这是一个很抑郁的认知，她感到自己没有归属，没有人爱，没有家，也没有看到希望，像孤魂野鬼一样，没有感到生命的快乐。

从她当时的状态看，她的确是处于抑郁中。她告诉我，她小时候家境贫穷，父母又不和，所以她的童年并不快乐。后来不知道因为什么，母亲自杀了。父亲终日郁郁寡欢，她受不了家里沉闷的气氛，出来打工。但是工作也并不如意。而且一个人在北京，也感到很孤单。她经常说，不走运的事情特别容易让她遇见。例如，在这次来北京时，她乘坐的汽车出了一个事故，虽然连车祸都算不上，司机及时刹住了车，但是她的头却撞在了玻璃上，头破血流。她是这个车上唯一的受伤者。前几天，她回来晚了一点，又遇到抢包的，他们别倒了她的自行车，上来就是几个嘴巴，打得她昏头昏脑，正想问他们为什么，他们已经把她的包一把抢过去就跑掉了。

"你说，自杀倾向会不会遗传？"她问我。

我身上又一阵发冷，仿佛见到鬼。因为这样的话说明她的抑郁已经很强，甚至有自杀的念头产生。

我记得有一本类似《聊斋志异》的故事集《子不语》，其中有一个故事：一个人每天晚上都会遇到一个女子，和他鱼水交欢，这个女子只是在晚上才出现，她从来不让男子点灯看她。男子一直忍耐着看她的欲望。在半年后，他忍不住点蜡烛看了她，结果发现她上半身是人，下半身是枯骨。这个女子告诉他，她是女鬼，需要吸收人的精气才可以复活。

　　心理学家发现，所有这些故事实际上都是一些潜意识的象征，都可以用心理学方法解释为一些并不神秘的故事。女鬼代表一个抑郁的、自卑的、没有生命活力的女人。她需要一个男人的爱情，如果她和一个男性相爱，这爱情会渐渐使她恢复生机和活力。但是，在她的自信心还没有恢复之前，她不愿意让他知道她的真实的心理状态——不可以点灯看她。

　　这个故事中的女鬼比我的朋友幸运，因为她有一个爱她的男人，而我的朋友没有。一时间我很为我的朋友伤心，她真的像一个孤魂野鬼，而我却难以为她做什么——我不可能给她多少帮助。我的友谊离她也很远。

　　生活不总是我们希望的那样美好，困难和痛苦都会有。对抑郁的女性，我的意象对话技术可以有一些帮助，我会建议她们想象自己和想象中的女鬼交朋友，关心这个女鬼，爱护她，鼓励她。这样做，象征着一种心理的态度：当她暂时没有别人爱的时候，她自己要爱自己，让她自己心灵的一部分爱另一部分，让她爱她自己由女鬼代表的部分，让她心中的自卑抑郁的部分可以得到爱和鼓励。

　　每次在她们想象关怀自己的"女鬼"时，她们常常会泪流满面。她们太需要关怀，她们一直在渴望有一个人爱她们，通过爱的力量把她们从"坟墓"中带出来，但是她们不知道她们可以自救，她们自己可以爱自己。当她们自己爱自己的时候，她们可以一样渐渐消除自己的自卑。

我对她们说："也许你的生活还是一样艰难，但是当你得到了关心和爱的时候，你的心理就不一样了。而当你自己会爱自己之后，你就会发现，你不再孤独，因为你不再是女鬼，得到了爱和关怀的女鬼可以复活为女人。"

自知

第七章
意象对话实战——心理咨询和治疗

我曾经几次想学太极拳，但多数时候都是开一个头就结束了。这当然只怪我自己没有常性，怪不得别人。但是有一次我学习的时间长一些，因为那位师傅的方法有一点不同。一般的师傅，只是教动作，如果我的动作要领没有掌握好，就矫正我，从来不告诉我每一招的实战意义。例如，"白鹤亮翅"这个动作很美，但是它在实践中是干什么用的，一般的师傅是不会告诉我的。那位师傅却不同，他会告诉我这些招式在技击中的使用方法、作用，例如，十字手是怎么用来擒拿等。我发现在他的教导下，掌握要领就特别迅速。

学习意象对话也一样，只有在心理咨询和治疗的"实战"中，才会很容易学会它。因为，它本来就是一种为心理咨询和治疗用的技术，只有在实战中，才可以了解每个招式的意义。

第一节　灵活使用起始意象

起始意象可以根据来访者议题选择，也可以从身体部位、心理感受等方面出发。

起始的意象是了解来访者问题用的，也是引入心理咨询和治疗用的。用什么起始意象，取决于来访者有哪方面的问题。

如果要了解的是两性关系方面的问题，可以用"昆虫"和"花"的意象，或者让来访者想象在一个玻璃缸中有一个动物，并且提示说想象这个动物不必局限于现实。例如，他可以想象一只老虎，虽然按道理说，一个小玻璃缸是装不下一只老虎的。

一次咨询中，一对父母带一个女孩子，女孩子情绪抑郁，但是说不出自己有什么问题。父母更不知道为什么这个孩子会这样情绪低落。做平常的心理咨询，根本没有入手处。心理咨询师怀疑她的问题和两性关系有关，于是让她做"昆虫"和"花"的想象。她想象一只蜜蜂飞向这朵花，然后采蜜。花感到很快乐。然后，蜜蜂飞走了。花从此闭上了，为的是等蜜蜂回来，因为"花只可以让一只蜜蜂进入"。

从这样一个想象中，咨询者就完全知道了来访者抑郁的原因：她有过一次恋爱，而这次恋爱的结果是那个男子离开了。于是女孩子从此封闭了自己。或者"想象你是一个小虫子那么大的小人，你进入了一个异性的心，你在里面发现了什么东西"。

如果要探索人际关系中的问题，可以用一些显示人际关系的意象。例如，一个人可以想象自己把另一个人放在自己的手心，或者做成项链挂在自己脖子上，或者放在胸膛里，或者在脑袋里，或者在怀抱里……也可以想象自己在别人的手心，或者在别人的脖子上，在别人的胸中……然后看这个想象中的人怎么反应，来访者自己又有什么感受。

一个女孩子和父母关系不好，我让她想象父亲在自己的手心。让她想象父亲在她手里做什么。她想象"父亲在用绳子捆我的手指头"。而反过来想象自己在父亲的手心又是在做什么。她想象"我父亲把我抓在手心，我挣扎着想逃出去——就像父亲手里的一个蛐蛐"。她和父亲的关系昭然若揭。

关于和一个恋人或配偶的关系，可以用一个"头、胸、腹（或性器官）分别对他（她）说"的想象。"请想象你的头中有一个小人，你头中的小人对他（她）说了一句话，这是什么话？""请想象你的胸中有一个小人，你头中的小人对他（她）说了一句话，这是什么话？""请想象你的肚子中有一个小人，你头中的小人对他（她）说了一句话，这是什么话？"这三句话分别代表一个人的理智、情感和本能对他（她）的态度。

还有一个意象是看来访者在人群中的关系。"想象一个树林，然后把你的视线集中到其中一棵树，这是什么树？这棵树和其他的树有什么不同？它是大是小、是粗是细，茂盛程度如何？它旁边的树和它的关系是什么样子的？"……

这棵树就是来访者自己的象征，而其他树就是其他人的象征。当一个人有躯体化的问题时，起始的意象可以从身体入手。例如，来访者头痛、头昏。我们的起始意象就可以是："请想象进入你自己的头，头里面不是脑浆，而是有另外一些东西，随便什么东西，你想象中的是什么东西呢？"来访者胸闷，则说："请想象你进入自己的胸，发现里面堵着一些东西，这是什么东西？"或者从来访者的一个感受出发，假如他感觉胃里不舒服，就让他："用一个形象表示这个不舒服，它是像火在烧着的痛，还是恶心要吐的感觉？如果是要吐的感觉，想象一下你要吐的是什么东西？也许你想象中吐的是一些奇怪的东西，是什么?"也可以从一个心理感受出发："你说他让你不舒服。假如用一个形象的比喻，你觉得他是怎么让你不舒服?"

经常用的、使用范围最大的就是"想象房子"这个意象，它代表"展示你自己的心灵"。还有就是"想象一面镜子，看镜子中出现了什么"，它代表自己意识。想象一个坑，代表的意义是"你现在遇到了什么问题"。

还有一个就是"想象进入一个洞，看洞里面有什么"，这个意象一般会引导来访者进入自己的潜意识。也可以让部分人想象出和性有关的东西，让部分人想象到和生死有关的主题。

在想象中，洞中如果没有出现水是比较奇特的。因为潜意识、性、生死都和水有关，如果来访者的想象中没有水，往往代表"缺少情感、缺少生命力等"。在想象中，洞中有蛇或者龙，则往往是潜意识里的象征，代表神秘感。这样想象的人一般是偏直觉型的。在想象中，洞中有壁画，往往和出生的主题有关，或者壁画的内容代表潜意识的启示。

作为心理学家，可以发明一些自己的起始意象，这就是你自己的投射测验题目。

第二节　让意象变得美好

改变意象的方式，是在现在意象的基础上，改变其特质、内容和意义，组合不同的意象，或者和外在的意象相作用。

不学心理学，人们容易有一个误解，误以为大家生活在同一个世界，误以为大家看到的是同一个太阳、同一个月亮，在同一个时间地点我们看到的山河大地也是同一个；假如几个人同看一场舞蹈，大家看到的是同样的演员；同读一本书，读到的是同样的内容……其实，根本不是这么一回事。

我们的眼睛虽然是一样的，但是每个人的心都不同，所以在每个人心中看到的东西都不一样。

正如鲁迅所说，同一本《红楼梦》，有人看到的是易，有人看到的是淫。同样的人间四月天，喜悦者看到的是风和日丽，而抑郁者看到的是花落春将去。在人的内在的心理世界中，这不是什么文学的比喻，而是切切实实的现实。眼睛看到的形象是外在现实，但是眼睛看到的东西进入大脑后，必然要经过大脑的加工，加工后形成的意象就各不相同。或者说，经过大脑指挥的眼睛看到的就不是外在的客观的现实，这个现实是他的内在的现实。经过大脑的"污染"，每个人眼中的形象（严格说是脑中的形象）才是他的"现实"。

同样的一片麦田，在梵·高的不同时期画出来完全不同，就是因为他的心态不同。所以有时麦田是生机勃勃的，有时是充满了死亡气息的（见《麦田与云雀》《麦田与群鸦》两幅画）。画出来的大致是他心中的意象。

意象对话过程中，来访者想象出的就是他们心中的意象，就是因为他们的意象很消极，所以他们会有许多烦恼。明明是大好山河，在他眼中是愁云惨淡；明明是良师益友，在他眼中是心怀叵测。外人会很奇怪地说："这不明明是很美的风景吗？你怎么会看作地狱一样？"对人恐惧症患者经常会说："别人都在用轻视的眼光看我。"而在旁观者看来，别人根本就没有这眼光。旁观者（或者没有经验的心理咨询者）也许就会对他说："你再仔细看，哪里有什么轻视的眼光，没有啊。"这个旁观者不知道，患者就是看千万次，看到的也一样是"轻视的眼光"。因为每一次看的时候，他的脑子都在参与。

他脑子中有消极的意象原型，所以他想象的、看到的都转化为消极的。

意象会相互吸引（这可以说是心理的"同类相吸定律"或"鱼找鱼、虾找虾"），相互沾染或感染（这可以叫"感染定律"或"近朱者赤"）。脑中原来的意象是消极的，他看同一个世界的时候，就被消极的景象吸引，而且同样的景象，在他眼中也沾染了消极的色彩。

心理咨询和治疗的过程就是改变他们脑子中消极意象的过程。改变的方式，是在现在的意象的基础上，改变其特质、内容和意义，组合不同的意象或者和外在的意象相作用。

第一个方法是在现有意象基础上改变其特质。例如，想象中是一个阴暗的房子，心情也是忧郁的。心理治疗者可以指导来访者把想象中的房子变明亮。房子明亮时，心情也就转好。

还有，想象中恐惧的时候，提高亮度也是一个很好的方法。例如想象的是夜间的深山，还有一些隐隐约约的鬼影，这就是恐惧的表现，如果在想象中提高了亮度，恐惧的心理自然也就减少。

内容改变是意象对话技术的重点之一。心理咨询师可以在来访者的意象中添加新的事物，改变某些事物，从而达到心理治疗的目的。

我做过一个简单的心理咨询。来访者是一个 30 岁左右的女性，白领，收入较好，可以说是中产阶级。她主诉问题是所在单位的人际关系问题。在做简单的"房子"意象时，她想象中的房子里有桌椅，但是桌椅上满是灰尘。另外，房子里有许多钟表，放得很乱，钟表上的时间是在下午 1 点半左右。桌椅上的灰尘当然就是她低落情绪的象征，而房子里的钟表表示她有时间紧迫感，她感到时间不够用。

从这里出发，来访者陈述了她自己的生活史。她家里是姐妹两个。姐妹两个的性格不一样，自己是姐姐，她努力好学，从小学习好，读了大学又读了硕士研究生，现在在工作上也是很优秀的。她属于好胜心强，积极进取的性格。妹妹则相反，学习不努力，贪图生活享受，但是父母反而比较偏心妹妹，喜欢妹妹。现在，她也还是对自己的成就不满，希望得到更大的发展。她认为要找一个新的单位会有更好的发展。她很着急，因为她认为自己年龄比较大，各个单位都不愿意招聘年龄较大的人。

如果是一个做心理咨询工作的人，从她的情况会很容易得出结论：她的情结是童年时和妹妹竞争的结果。她有了妹妹后，发现妹妹分走了父母的爱。于是她采用"做一个优秀孩子"的策略，要争夺父母的爱。妹妹就使用别的策略："我不聪明，但是我可爱。"

由于这个情结，她对成功的需要极为强烈，直到现在虽然已经比较成功，但是还在追求更大的成功。在这个过程中，她有了时间紧迫感。特别是为换单位，担心自己的年龄偏大，不容易找工作。

钟的时间象征她心中现在人生中的时间。在她的心中，儿童是清晨，青年是上午，中午 12 时是人生的中点，12 点以后，人生就开始走下坡路了。她认为 30 岁的自己，应该算已经过了中点，是 1 点半的人生阶段，开始走下坡。这使她紧张，也使她抑郁。

我告诉她，钟表上的时间错了。我们说女人 35 至 40 岁大概才是 12 点，这样分析 30 岁应该算是 11 点左右（当时具体的时间是 11 点 15 分）。于是我让她做一个作业，就是在想象中对表，把她那个想象中的房子里的钟表的时间拨到 11 点 15 分。钟表的调整，减少了她的焦虑，也减少了她对找新工作的恐惧。后来她找了一个新的更好的工作，心理状态大为好转。

在意象中，可以增加各种工具，以克服情境中的困难。例如，陷在坑里，可以想象有绳子、梯子；遇到敌人，可以想象有武器。更有效的一个手段是重新对意象释义，举两个例子。

一个是从意象对话练习开始的。C 和 Z 在共同做想象，想象中是一个山洞。在山洞里，C 想象到一个美丽女性的形象，一袭古装，但是他想象中的这个美丽女性的腰间却有一条蛇。C 感到恐惧。这象征着他潜意识中对女性有恐惧感。Z 说："我也见到了这个女性，穿古装。你说的那条蛇，我也见到了，不过仔细看，那不是蛇，是衣服飘带的肖像蛇。"Z 的这个方法就是对意象重新释义。把 C 意象中的蛇释为衣服飘带，从而减少了 C 的恐惧。

另一个是由梦开始的。一女性在梦中，她和另外一些人到了某地，在一间屋子里。突然，外面街道上来了一群"暴民"，他们发现了梦者一行，这些暴民就冲进来企图伤害梦者一行。梦者决定反抗，就和另一人一起拔刀血战这些暴民，保护其他人。直杀得屋子里鲜血四溅。

分析发现，这位女士有一个小情结，处理事情习惯用"战斗"的态度。生活中，这个态度会使她的人际关系受一定损害。

于是我问："你是说街道上来了一些暴民，现在做想象，他们是专门来害你们的吗？"

她回答："这倒不是，好像他们就是情绪激动的一群人，要发泄，遇到谁就和谁打架。"

我问："想象如果这个梦有另一种结局，你们会用什么其他的方法对待这些人？"

"没有什么其他方法啊！只有战斗，因为这些暴民在攻击我们啊！"

"是啊，是一群情绪很激动的人，你有什么其他对付的方法吗？"

"他们攻击，我们还能怎么办？"

"对，他们情绪激动，要发泄，你们可以怎么对付呢？"

"你是说，不要说他们在攻击，我应该怎么办，而是说他们情绪激动要发泄，我们应该怎么办？"

"对，如果他们攻击，你的选择不多，要么战斗，要么投降或逃避，战斗也许是最好的选择。但是，我们可以理解他们，他们不过是要宣泄情绪而已，不一定要攻击。你可以用其他方式宣泄他们的情绪。我记得有一个故事，一个探险者遇到一群情绪激动的土著向他走来，他提出要跳舞。于是，土著和探险者就一起跳舞，跳激烈得如同迪斯科的舞，这样，情绪宣泄了，而且也没有争斗。你是不是也可以和这些激动的人跳舞？"

这也是重新释义。把"要伤害我们的暴民"重新释义为"激动的情绪化的人"，重新释义扩大了我们的应付方式和选择的空间，也就帮助我们找到了新的、更好的应付的策略。

意象的重新释义是很好的一种方法。首先，它认可来访者的观点，"是的，你看到了这个，我也见到了……"随后，它给出了一个新的解释，给了来访者一个新的视角；如果来访者用这个新的视角看，他就会有新的观点，他的意象就会有新的意义。这和其他心理治疗中的"再评价治疗"是同样的，不过，"再评价"是治疗者帮助来访者对自己过去生活中的具体事件做新的评价，而我们是帮助他们对自己想象中的意象做新的评价。

另一个方法是组合来访者自己的不同的意象，这代表着对心理能量做重新的配置，改善心理。

心理世界中没有什么是"坏的"东西，任何表面上的"坏的"东西都不过是配置不当。例如，一个来访者想象中有一个邪恶的、色情的象征形象：一条毒蛇。毒蛇象征着他对别的男子（这个男子可以和异性很好地交往）的嫉妒，毒蛇也象征着他受到压抑的性的欲望，以及潜意识中对女性的性攻击欲望。想象中，他试图杀死蛇但是不成功。在生活中，他的问题是人际关系不好，尤其不会和异性交往。

实际上，毒蛇不是坏东西，嫉妒代表的是竞争的欲望，可以转化为追求成就的动力；蛇的性欲可以转化为对异性的爱慕。可以找到他的其他意象。例如，他有一个小牛的意象，这是一个勤奋的性格特质的象征，我们可以把毒蛇和小牛结合，重新组合后形成一个壮牛的形象和一个顽皮的小蛇（无毒）形象。蛇的毒变成了牛的力量，也就是说"化嫉妒为努力，争取胜利，争取在事业上有所成就"。原来他的嫉妒使他用攻击生活中有魅力的男性和对女性采用性骚扰的方式来表现性的不满足。而现在性的不满足转化为追求事业成功的动力，并且没有了对自己性的自责，他也可以有更好的性观念（用小蛇代表）。

另外，作为心理咨询师和治疗者，心理状态应该更健康，所以在心理咨询师和治疗者的意象世界中，应该有很多很好的意象。例如，象征自信和力量的狮子、大象、松树等意象。治疗者也可以把这些展示给来访者，在来访者需要的时候，他也可以把这些意象内化，也就是说，学习治疗者的心理态度。来访者可以想象自己在治疗者那里接到了松子，在自己的土地上培植了一棵松树，随着他用想象的水浇灌松树（积极自我暗示），松树就会长高，这也可以增加来访者心理世界

　　　　　　　　　　　　　　　　　　　自知

中的自信和力量。

第三节　心心相通：意象对话中的"共情"

真正的共情是：当咨询者的弦调好了的时候，来访者的吉他响了一个音，咨询者的相应的一根弦也会鸣响。

　　心理学中有许多术语，如精神分析理论中有阻抗、移情、反移情、本我、自我、超我……来访者中心咨询中的术语有真诚、共情……在各种理论中，要清楚地界定这些术语都不是很容易的事情。但是，意象对话给出了我们理解这些术语的一个新的方法，在意象对话中，这些术语所代表的心理活动会直接表现为意象。

　　共情，又译为神入，是人本主义心理学家罗杰斯提出的一个概念。罗杰斯认为这是使心理咨询产生效果的最重要的因素之一。他的这个概念得到了心理咨询和治疗领域的一致赞同，所以，现在不仅仅是他的来访者中心心理咨询，其他的心理咨询和治疗技术中也都很重视它。

　　所谓共情，是指设身处地地体会来访者的心理和情绪感受。它不同于同情，因为在同情中，经常会掺杂着怜悯之情，而怜悯很容易使被怜悯者感到屈辱。共情是平等的，是对来访者的感同身受的理解。

　　对共情的概念，脑子里好像还容易懂，但是要在心里懂得这个概念而没有误解，是很不容易的事情。在心理咨询和治疗的实践者中，我发现对共情有许多曲解。例如，有的人为了共情，竭力让自己产生和来访者一样的感情。来访者感到自己很悲伤，咨询者也就让自己悲伤。他们认为这就是对来访者的共情。这哪里是共情？即使咨询者真的也感到了悲伤，这也不是在感受来访者的悲伤。来访者是失恋，咨询者就回想自己失恋的经历，而悲伤了起来，于是咨询者以为自己对来访者很理解，知道他为什么悲伤。其实不然，天下有一万个失恋者，就有一万种不同的悲伤。咨询者感受到的是他自己的悲伤，这个悲伤和来访者的悲伤好像差不多，但是毕竟不是同一种悲伤。在这样的情况下，咨询者的反馈就可能似是而非。这不是共情，而是精神分析理论中所说的移情。

另外，在共情中，咨询者和来访者还应该有一个不同。来访者是"沉溺"于自己的情绪之中的，他仿佛就是这个情绪。而咨询者也感受到了相同的情绪，但是他知道这个情绪不是他。如果咨询者没有和来访者一样的情绪感受，那么他就是不理解来访者；如果咨询者和来访者一样沉溺于情绪中，那他也就不可能帮助来访者，因为他已经被来访者"传染"了消极情绪，他已经自身难保。

用一个比喻说，来访者的情绪仿佛拨响一个吉他，而咨询者仿佛是另一个吉他。刻意要让自己和来访者情绪一样的咨询者，仿佛是在模仿来访者，来访者拨弦，咨询者就也拨弦。而真正的共情是：当咨询者的弦调好了的时候，来访者的吉他响了一个音，咨询者的吉他相应的一根弦也会鸣响。

在意象对话的过程中，通过意象，可以很容易地直接观察到共情。

什么是共情？意象对话技术中，共情就是"看到同样的情景"。来访者想象出一个情景，仿佛在来访者的心里有一个电影在放映。这个"电影"，咨询者是不可能直接看到的，他只能通过来访者的描述知道来访者的想象是什么样子，并且根据来访者的描述去想象这个情景。来访者说：我看到了一棵树，咨询者就想象这棵树。一般情况下，如果来访者不说出他想象中的树是什么树，有多大，咨询者想象出来的树和来访者所想象的树必定不相同。但是如果咨询者的共情很充分，会出现一种奇妙的情况，就是咨询者和来访者会不约而同地想象出同样的情景。例如，来访者说看到一棵树，咨询者说："是不是松树？一棵小松树，左边的一根枝条有一点向下倾斜。"而来访者惊奇地发现，这正是他想象出来但是还没有来得及说出来的细节，他所想象的恰恰是松树，而且左边的一根枝条有一点向下倾斜。

仿佛咨询者有特异功能似的，他竟然可以"看到"来访者心里的画面。仿佛双方已经有了"心灵感应"。但是，实际上，这并不神秘。因为我们知道，想象中的形象是有象征意义的。当咨询者的原始认知中完全了解来访者的心理感受，当他也完全了解来访者使用象征的方式，他就可以用来访者的象征方式和来访者用同样的意象来象征这个感受，而这完全是自发的。

这样充分的共情不是很常见的，但是如果有，它会使来访者和咨询者都感到很满足。因为他们在这个瞬间达到了充分的理解。而来访者的心理状态也可以得到明显改善。

这种体验就是有些存在主义者所说的人和人"相遇"的体验。人和人的身体经常相遇，但是，心和心的相遇很难得。有的人一辈子生活在自我的世界里，从来没有和别人"相遇"。一旦相遇，他的感受是非常快乐的。仿佛一个一直被囚禁在单间的囚徒，打通了和邻屋相隔的墙，和另一个人相遇；仿佛一个孤岛上的落难者，突然见到了别人；或者至少像一个生活在异邦的人，突然遇到了故乡人。

我有过这样的经历，但是并不是经常可以达到。有一次，当对方说她看到一只凤凰时，我的脑海中浮现出了一只凤凰。而且，这只凤凰的嘴里衔着一颗珍珠。我说："我见到你说的凤凰了，它嘴里还衔着一颗珍珠。"对方惊奇地叫起来："是啊，我正想说这珍珠呢！"她甚至怀疑我是不是有"他心通"的特异功能。当然我没有这个功能，这只是在原始认知的层面上，我们达到了良好的共情而已。

在这个过程中，作为心理咨询师的我，没有对意象进行分析。在说出意象的时候，我自己也不知道这个意象"凤凰衔珠"是什么意义。在意象对话进行的过程中，心理咨询师对随时浮现的各个意象在当时大多是不分析的，因为如果在这时做分析很容易打断意象对话的自然进程。

在多数情况下，共情虽然出现，但是还没有达到完全的共情。来访者描述他的意象，咨询者也按照来访者的描述去想象，有些想象得一致，有些细节不完全一样。

在心理咨询和治疗中，可以用一些方法来提高共情。在咨询和治疗的开始阶段，提高共情很重要，咨询者要先尽量去想象来访者描述的情景，在自己的脑子里把它栩栩如生地想象出来。这会遇到一些困难，刚学习意象对话技术的心理咨询师经常认为这是因为自己的想象力不够强。但是，当他们对我们说"我想象不出，因为我的想象力不强"时，我们会怎么理解呢？我们会把这理解为阻抗。他们不是想象力不强，是不愿意表露自己。对他们是这样，对我们也不能例外。如果想象不出来访者描述的意象，也和想象力无关，而是因为其他原因。也许是我们理解他有困难，也许是我们对他有反移情——讨厌他、害怕他，或者激起了自己的一些情结。

如果是理解对方有困难，咨询者想象中的意象非常模糊，咨询者可以通过询问来明确自己的意象。例如，来访者说："我看到房子里有一些桌椅。"咨询者可以询问："是什么样的桌椅？有几张桌子几把椅子？摆在哪里？"这样，就保证了咨询者想象中的桌椅和来访者想象中的基本一致。而且，这个过程本身也就是一个心理治疗过程。它的作用是促使来访者使自己的意象清晰，也就是使心理问题更明确。

如果有反移情，则咨询者应该反观自己的情绪，看自己的情绪是什么，从而了解自己的反移情。或者放松地想象，看自己想象出来的是什么。比较一下来访者想象出来的意象和自己想象出来的意象，其差异就是咨询者的反移情。咨询者可以尽力去想象来访者所想象的内容，以使自己能和对方共情。在达到一定的共情前提下，咨询者也可以把自己所想象出来的和来访者不同的想象告诉来访者。也就是说，让来访者反过来对咨询者做共情。如果咨询者的想象更健康，这就可以把咨询者的健康的心理传染给来访者，这部分内容此书本节不再详述。

前面提到过的一个咨询中，在想象一个女性的形象时，来访者想象这个女性身上有一条蛇。咨询者先说："我看到了你说的这个女性，身上好像是有一条蛇……"然后，咨询者说："我仔细看发现，那不是蛇，是她衣服上的飘带。你仔细看一下，是不是飘带？"这个过程，就是咨询者先对来访者共情，然后引导来访者对咨询者共情，可以把咨询者对女性的态度传染给来访者，消除来访者对女性的畏惧。

因为有心理障碍，来访者想象的形象往往是很丑陋或者可怕的形象。咨询者要达到共情，很需要一种爱心和勇气。有时，在幽暗的灯光下，来访者突然大叫有鬼，而且双目圆睁，浑身颤抖。咨询者尽管是一个无神论者，也难免会感到身上发冷，毛发直立。如果咨询者也害怕，他就没有办法去帮助来访者。因为，他这个时候不是在共情，而是被来访者传了恐惧。来访者和咨询者仿佛两个人夜里同宿鬼屋，互相感染恐惧，越来越害怕，这就不是心理治疗。如果咨询者感到有点害怕（或者干脆还没有来得及让害怕进入意识），就用一种貌似科学的态度说："世界上没有鬼，你不要迷信。"这就说明咨询者是用一种逃避的手法来应付自己的恐惧。这样，等于是来访者被自己抛在鬼屋中，咨询者置身事外说风凉话，当然也不是心理咨询。

心理治疗，真的不是谁都可以做的。

第四节　他不是你以为的样子：直观移情

来访者想象中咨询师的意象和真实咨询师存在差异的部分，就是移情。

移情是精神分析理论中的一个概念。弗洛伊德认为："人们总是把过去生活中对某些人的感知和体验安到新近相识的人的身上。"

一个和父亲针锋相对的儿子，在工作场合和自己的上司总是处不好，因为他总认为上司和他的父亲一样独断专行。而实际上，上司并不怎么专断，只不过因为上司和父亲年纪相仿，相貌也相似，这个儿子就把对父亲的看法和对父亲的愤怒加到了上司身上。上司仿佛成了父亲的化身。这就是移情。

移情是一种"沾染"，本来父亲是父亲、上司是上司，但是这个儿子把他们搅在了一起。所以，他对待上司的态度和情感不是上司应该得的，其中有本来的父亲应该得的却给了上司。原始认知中，经常有这种"沾染"，因为原始认知经常把相似的事物看作同一个东西。

当然，也有积极的移情。当一个男性有幸和一个女孩爱过的人有些相似的时候，女孩对这位男性会一见钟情。

在意象对话中，来访者想象的情景中，也有象征着心理咨询师的人物、动物或事物。如果这些象征与心理咨询师的实际心理品质不一样（总会有不一样的），这就是移情。

正性的移情是夸大心理学家的优点，把心理学家想象得很好。

在心理咨询和治疗中，心理学家经常会得到来访者高度的赞美，他也许会说你是他遇到的最好的心理学家，你最善良、最有智慧、最有知识，他甚至会说你是菩萨化身。作为初学心理咨询和治疗的人，这时很容易得意。但是，有经验的人却不敢轻易得意，因为这很可能是正移情。

正移情在意象对话中，会想象心理学家成为神，或者，想象中出现一个人，他有些地方像心理学家，另一些地方像另一个他喜欢的人。这个由心理学家和好人拼合的形象表明有移情，他把心理学家和那个他喜欢的人当成了一个人。

负性的移情是夸张心理学家的缺点不足，把心理学家想象为很坏。有一次我的一个女来访者很愤怒地质问我："你到底是要干什么？你为什么要阴谋控制我，利用我？你为什么处心积虑要毁灭我？"我说："我想治好你的心理疾病，这是对你对我都有意义的。你的心理疾病好了，我不是也高兴吗？这是我的成功，是我能力的证明。而毁灭你对我毫无好处。"但是，这样说不可能有效果，因为在她想象中，我这个心理学家就是一个魔鬼、邪恶巫师。

有时，想象中出现的就是心理学家的形象。但是，在这个想象的形象中，有一些特点是不适合形容这个心理学家的，这也表明有移情，但是，这比较难判别。例如，我的一个学生在意象对话中想象出我的形象，但是他想象中的"朱老师"有一对"蓝色的、不透明的"令人畏惧的眼睛。我感到我不应该有这样的眼睛，我的眼睛应该是明亮的。

这眼睛实际上应该有他的移情存在。他把我与某个和我具有同样特点，一个同样"有力量、有直觉"的人结合了，而那个人是他所畏惧的，那个人的眼睛"不透明"，也就是说那个人让他摸不透。他对我的畏惧是对那个人的畏惧的转化。

反移情和移情，性质是一样的，它就是心理学家对来访者的移情。反映在意象对话中，就是心理学家想象中，一个代表来访者的意象，而这个意象和来访者实际的心理品质的象征不符。

第五节　我为什么看不到意象：直观阻抗

来访者在想象中看不到东西，或者前面是"一片白""一片雾"，或者是"一片黑"，这都是阻抗。

阻抗指来访者用于抵制治疗过程中的痛苦所产生的各种力量。弗洛伊德比喻是，患者到牙科诊所，当然是要拔牙，但是牙医拔牙时，患者还是忍不住要逃避，因为痛。这就是阻抗。

在心理咨询和治疗中，要改变来访者的心，必然会带来一些痛苦，有的时候，改变带来的痛苦是非常大的，也就必然带来阻抗。在精神分析中，分析来访者的行为来发现阻抗。例如，一个来访者攻击治疗者，说他水平太差。这未必是真的表明治疗者水平差，也许来访者是在进行阻抗。他是想让治疗者产生自卑感，从而不敢继续对来访者做深入分析。或者，来访者"装作"很笨，本来是很简单的话，来访者"就是听不懂"，这也可以是一种阻抗。

意象对话技术中的阻抗比作精神分析时要少，但也还是存在的。在意象对话过程中有一个妙处，那就是阻抗大多可以直接看到，不是像精神分析中必须分析才可以知道有阻抗。例如，心理咨询者让来访者想象一座房子，而来访者说"我什么也想象不出来"。这并不表示他想象力差，在绝大多数情况下，这是阻抗。

让他们在想象中看看有什么东西，而他说看不到，面前或者是"一片白""一片雾"，或者"一片黑"，这都是阻抗。或者，前面的想象过程还好，后来想象不出心理学家要求他想象的内容。例如，"我看不到你所说的那条绳索"。这也表明来访者对心理学家的话不相信或对治疗阻抗强。

阻抗往往是因为来访者有所顾忌，或者对心理学家的态度不相信。心理学家说"想象有一个平坦大道"，象征意义是存在着一个解决问题的很容易的方法，而来访者认为，他的问题根本就没有很容易的解决方法，所以没有什么"平坦大道"，他就会说"我想象不出什么平坦大道"。要减少阻抗，心理学家在开始做意象对话前要对来访者讲清楚一些，消除其顾虑。要说明意象对话是怎么做，做这个对来访者有什么好处。

处理阻抗还有其他方式。

一是坚持。"继续，过一会儿你就会看到。""你想象的影像出现的时间比较慢，但是一定会出现影像的，请你继续放松等待，一会儿就会有影像。""任何人都会想象出影像来。"坚持一会儿，来访者就会想象出一些事物。这样克服阻抗，需要心理学家有耐心、有信心，心理学家的坚持的力量和耐心要超过来访者的阻抗才行。这适用于阻抗不很强的情景。

二是辅助性想象。例如，你让来访者想象房子，来访者想象中一片空白，什么也看不到。"房子被雾挡住了，你想象雾被风吹散，慢慢你就可看清房子。"也就是说，对来访者的"一片黑""一片白"给一个解释。可以把"一片黑"解释为"你想象的大概是夜里的情景，让我们想象有一盏灯出现，周围渐渐变亮，可以看到一些东西"；"一片白"除了解释为"雾"，还可以解释为"一张白幕布"等。例如，在要一个来访者想象镜子时，他说眼前是一片白或者一片黑，什么也看不见，就可以说："那是镜子前的幕布，现在想象你慢慢地揭开这幕布，看里面的镜子就会出现。"

三是迂回。来访者本来想象顺利，但在想象某一个东西的时候突然想象不出来，那就是在这个事物所象征的那一方面他阻抗强，我们也可以不正面攻击这个堡垒，而是说"那我们先想象别的东西吧"，然后转向其他意象。

有的时候，来访者不是想象不出来，而是来访者对自己想象的东西有怀疑。有些人会怀疑说："我脑子里是有一个房子的形象，但是这个形象不知道能不能算我的'意象'，我不知道它是我想象出来的，还是我想出来的。""想出来的"是逻辑思维的影响下出现的形象，也许这个形象只是一个房子的"表象"，也就是只代表现实中"房子"这个概念的图解，而不是一个有象征性的"意象"。

虽然在想象中可能有逻辑思维的参与，但是毕竟原始的形象思维还都存在，所以在这种情况下，我认为这个形象不可能是纯粹的"表象"，我会告诉来访者："没有关系，只要是你脑子里出现的形象，都是有象征意义的。"

来访者也许会怀疑说："这个房子就是我昨天看到的某一处房子，它也许没有象征意义，只是我记忆中想到的房子而已。"

而实际上，大多数人在昨天或今天都会看到过不只一处房子。如

　　　　　　　　　　　　　　　　　　自知

果是城市中的人，他看到的房子每天至少数以百计。为什么偏偏是这座房子而不是别的房子被回忆起来了？我们不相信偶然，所以我们认为他很可能是用这个房子做象征——做一个弗洛姆所谓的"偶然的象征"。

另外，有的人的意象鲜明性比较差，意象很模糊，于是他怀疑这算不算象征性的意象，也许会有"我没有想象出来什么"，这未必是阻抗。只要告诉他，意象不鲜明清晰完全没有关系。还有一种情况，来访者眼前想象的"一片白"不是什么都没有想象，恰恰是他想象的东西就是"一片白"的东西，如雾。这就可以直接分析其象征意义。例如，在《飘》一书中，郝思嘉梦到一片白茫茫的雾，象征意义就是自己看不到自己未来的路，这是一个抑郁和无望的象征。

第六节　心有灵犀：意象是理解的桥

心理学家和来访者完全可以用意象相互交流，双方的交流完全是在深层人格中进行的。

虽然说为了认识意象，初学者不得不对来访者想象的意象做分析，不做分析，不知道这些意象的意义，初学者是没有办法做心理治疗的，但是，在熟悉了这项技术后，完全不必要对来访者的每个意象都分析一番。不做分析也是一样可以做咨询或治疗的。

还是用语言来比喻。意象的语言仿佛是一种外语。对意象做一个分析相当于把外语翻译为自己的母语。在初学外语时当然需要翻译，而在熟悉后，实际上不需要翻译，可以直接用外语交流。所以，心理学家和来访者完全可以用意象相互交流，不仅来访者不知道这些意象的意义，而且心理学家也同样不去管意象的意义。这样，双方的交流完全是在深层人格中进行的。

把意象的意义翻译出来，例如，太阳代表光明、快乐，这个翻译永远不是完美的，因为意象所指代的，并不是外在的事物，不是指一个"客观的"太阳，而是指一种内心的感受，而这个感受本身严格说是"不可言说"的。"太阳"意象指的是太阳给我们内心带来的感受，一种光明的、快乐的、积极的感受。

正因为意象的真正意义是一种感受，所以不必做"翻译"，只要体会到了来访者用意象表达的感受，只要能用意象表达自己的感受，就足够了。

外行会很担心：如果心理学家的意识中都不知道双方交流的是什么，这岂不好像盲人骑瞎马？实际上，这种交流是最可靠的，这是一种以心会心的交流。虽然双方可以不用言辞清楚地界定自己的意思，但是双方的感受是最相知的，相互的了解可以说是心有灵犀。就像足球运动员配合得好的时候，一方传球根本就不需要看另一方的位置，就往背后传球，另一方刚好就会跑到合适的位置，接到这个球。这时双方也没有语言交流，但是他们的默契是语言所不能企及的。心理学家和来访者在意象对话做得好的时候，也是一样。或者可以说，意象对话的双方像艺术家，艺术家何尝需要解释自己的画是"什么意思"，画本身已经把它的意思说得很清楚。

最不可靠的交流，反而是以为很可靠的日常的语言交流。虽然双方都在说着话，但是没有心与心的默契，双方都知道自己脑中所想，但不知道自己的潜意识中有些什么，更不知道别人的潜意识中有什么，所以会不停地相互误解。双方对自己人格的深层有些什么意象、什么情绪、什么冲动都不知道，这实际上才是盲人骑瞎马。

当然，这个境界不是可以强求和伪装的。不到这个境界，强让自己不分析，就更危险。初学者还是需要做"翻译"工作，需要分析这些意象可能代表什么，就像分析梦一样分析这些意象。

第七节　引导想象的"话术"：越奇特越好

可以提醒来访者，想象要奇特。

　　既然把意象对话说成是一种语言——"心的语言"，那么除了有语法外，还要有一些语言技巧。

　　语言技巧之一就是：提醒他，想象要奇特。

　　虽然说不论什么意象都可以用来做象征，但是想象出来的意象越奇特，其象征的表现力越大。如果想象出的房子里只有桌椅床铺，也可体现这个人的心理特点。例如，从桌椅的整洁与否、式样等可以做一些推测，但是毕竟不如想象出在房子里有鬼神野兽人物等，想象出这些奇特的东西，来访者的心理会非常明确地表达出来。有的来访者在想象的时候，内心比较拘谨，当房子里出现了奇特的事物时，就会在心里说"房子里怎么会有这些东西"，这样，他就比较难以在房子中想象出什么奇特的事物。

　　为了鼓励他们想象更奇特，在做引导的时候，心理咨询师可以特别做提醒，让他们想象得奇特些。例如，在做房子意象的时候，这样说："想象进入房子后，你会在房子里见到一些事物。你见到的事物不一定是平常在房子里见到的东西，也许你会在房子里见到一些平时不会在房子里见到的事物，一些很奇特的东西，甚至是世界上没有的东西，不论你看到什么都说出来……"

在做其他意象的时候也一样。例如，"你在山洞里会看到一些奇特的东西，一些也许是神话中的东西，多么奇怪都没有关系，你说出来……"或者说："你要放松地想象，想象越奇特越好。"

这可以使来访者的想象更奇特，避免他们在心里对自己的想象加上框子。

语言技巧之二就是：通过姿势找意象。

来访者的身体姿势可以提供很多信息。在心理咨询过程中，心理咨询师要注意观察来访者的姿势，必要的时候，根据姿势要求对方想象意象。例如，在谈话时，发现来访者双手绞在一起，这个姿势肯定表明他有些紧张。是什么引起紧张的呢？是什么性质的紧张呢？要了解这问题，就可以从这个姿势入手，让他想象："想象你的两只手正在交谈，你的左手在说什么，你的右手又怎么反应。"

来访者微微驼背，可以问："感觉你的肩膀，看它有什么感觉？"来访者说："我好像担着重担子，很累。"心理咨询师继续问："看看你的担子是什么样子？担子中放了些什么？"

注意到了来访者的姿势，就说明心理咨询者在关注的不是来访者的语言，而是他的情感，所以从这里出发，所想象的东西会很好地切入来访者当时的感受。

另外，当看到的意象中有雕像一类东西的时候，让来访者盯着雕像，它就会变成活的东西。我给一个30岁左右的女性做意象对话的时候，她想象的房子中有一只鹰的雕像。我让她注视着这个雕像。不一会儿，她说："我看到这只鹰活了。"

记得有一个剧本叫《青鸟》，里面有一个情节。孩子们到了一个国度，发现已经死去的亲人都在那里，但是都是雕像一样的，记得剧本

　　　　　　　　　　　　　　　　　　　自知

中说："当想到他们的时候，他们就会复活。"

和我们用注视让雕像变活是一个道理，当关注心里一个沉寂已久的内容的时候，这个内容就被激活。

第八节　在帮助别人前：正人先正己

心理咨询师应该先把自己的心理调节到比较好的状态，然后才能做心理咨询和治疗。

意象对话要求心理学家有真诚的态度。

意象对话和其他心理咨询治疗有一个很大的分别，就是在治疗中，心理咨询师自己的内心是很难隐藏的。因为在心理咨询的过程中，不仅来访者要说他的意象，心理咨询师也要说自己所想象的意象，而心理学家自己的想象是什么，就反映出了心理学家自己在这方面的心理状态、心理素质和心理健康程度，甚至会暴露出心理学家自己的人格。

有一个笑话说，一次罗斯福去见丘吉尔，正好撞见丘吉尔在洗澡。一个做首相的被别人看见裸体的样子不免有些尴尬，好在丘吉尔反应比较快，他双手一摊说："你看，大英首相在你面前可是毫无隐瞒啊！"

在其他心理治疗中，有的心理学家会避免让来访者看到自己的内心。至少，心理学家和来访者之间有一些不平等。来访者好像病人要在医生面前暴露身体一样，在心理咨询师面前暴露自己的内心，但心理咨询师却可以躲在"心理学家"的角色后，不必什么都暴露给来访者。来访者要告诉心理咨询师自己的心理、自己的生活史，但是他不能要求心理咨询师暴露自己。来访者不大会对心理咨询师说："我的隐私都说了，现在轮到你了，你说说，你对女人的态度是什么样子的？"所以心理学家就算要暴露一些自己，也是有限的，是在自己想暴露的时候才暴露的。所以，心理学家有一个很安全的感受。

在意象对话中则不然，只要你在说自己的意象，你就不可避免地暴露自己的内心。如果心理学家自己有什么没有解决的情结，它会暴露在来访者面前。如果心理学家在某些方面心理素质差，来访者也完全可以看出来。

有一次在同行的讨论中，我第一次简单介绍这个方法，一位聪明的同行当即就发现了这个问题。我认为这并不是这个技术的缺点。因为，在使用其他一些技术时，假如心理学家自己的心理素质和状态不好，也一样是不利于治疗的。这可以说是心理咨询和治疗界的常识。不过，还是可以举一些小例子。有一个年长的、很有名的专家，心理学的知识水平应该很高，不过，他心理上有一个小的弱点，就是他好像对性不满足。对一般人来说，这也不是什么大问题，对性不满足的人多着呢。但是，在心理咨询时，这就很是问题。这位老先生的心理咨询往往不知道怎么回事就引起了奇怪的结果，许多年轻的女孩子在心理咨询后，反而很依赖这个老先生，甚至有的要嫁他。心理学界是禁止心理咨询师和治疗者与来访者发生这样事情的。我们当然知道这个老人不会有意迈过心理学家的禁区，我们也相信他不会故意诱惑女孩子，但是，在无意识中，也许他就这样做了。这当然是有害治疗的。

另外，就是国内发生过几次电台和热线的"心理咨询师"自杀事件，原因是这些"心理咨询师"是非正规的，没有受到过心理调节，他们自己的心理素质不够好。在长期做心理咨询的过程中，不断接触消极抑郁的人，结果自己也受到感染，自己的心理状况严重恶化造成了自杀这种严重的后果。

心理学家应该通过各种方法，先把自己的心理状态调节到比较好的状态，提高自己的心理素质，然后才能做心理咨询和治疗。假如自己心理还有问题，虽然在实施其他技术的时候，来访者不太容易发现，但是心理咨询和治疗的效果必然受到影响。靠隐瞒自己在来访者那里获得的权威感和信任，是靠不住的。

欺骗来访者的意识思维很容易，但是欺骗来访者的潜意识直觉是很困难的。虽然你不暴露自己，来访者在意识中还会把你当权威，而在潜意识中，他已经不信任你。也就是说，不论用什么方法，心理学家的心理素质不够好都是问题，只不过意象对话技术直接揭开了人的潜意识或深层的人格，把这个问题表面化了而已。

假如刚才说过的老者是用意象对话做心理咨询，女孩子就很容易发现，这个老者想象出的形象会是比较暧昧的。他想象出来的"水"，很难干净。因为按他的人格，他想象的水会比较脏。他如果想说假的意象，例如，自己想象出了脏水而对女孩子说"我想象的水清澈无比"，意象对话过程就会很难持续。因为他想象出的每个真意象都会反映他个性上有问题，而他不断地编造假意象是很困难的。想编假话容易，编假梦很难，不断地及时编出许多假梦太难。

心理学家身上假如有烂疮，当然最好是有衣服遮挡，但是即使遮挡，疮疤的气味也会散出来。没有衣服，疮疤不过是暴露，反而容易治疗好。假如心理学家在给别人治病前，先治好了自己的疮，不就不怕暴露了吗？

当然，心理学家不可以消除自己所有的心理问题和情结。我们不可避免地要让来访者发现，我们也不是完美的，我们也有弱点、有迷惑。但这并不是坏事，我们可以让来访者看到，我们自己是怎么对待自己的问题的；我们敢于在来访者面前暴露自己的弱点，我们可以让他们看看我们如何调节情绪和化解自己的情结，我们的心理问题是我们帮助来访者的有效的工具。

希望来访者看不到我们也有问题，希望他们认为我们很完美，这态度本身就是有问题的。这说明我们和来访者一样试图掩盖自己的问题，我们和他们一样树立了一个虚假自我形象，我们和他们一样不理性地希望自己完美无缺。反之，暴露自己的意象对话技术是真诚的、现实的。

罗杰斯指出，真诚是心理咨询和治疗成功的四个关键之一，意象对话技术是最容易让人真诚的技术。因为，用意象说谎比用言辞要难得多。

意象对话还需要心理学家的勇气。在意象对话中，可能会出现很令人恐惧的想象。形象的描述是很有感染性的，当来访者绘声绘色地描述阴森森的地洞、吐着芯子的蛇和幽幽的女鬼的时候，心理学家的后背也常常会一阵阵发凉。有一次，我给一个女性做意象对话。她很投入地想象着，突然她瞪大恐惧的眼睛，一声尖叫。她的表情有如鬼魅。四周万籁俱寂，我感到仿佛和她一起进入了地府。

由于恐惧，来访者会急于逃避继续想象，而如果心理学家同样感到了恐惧又不敢直接面对，心理学家就会中途停止或转换意象，从而使这次治疗半途而废，不仅没有效果，搞不好甚至会有反效果。

有时，心理学家的恐惧是隐性的，他不一定会感觉到自己恐惧，但是他心里的确恐惧。

有两个例子可以讲。一个是，我的一个学生刚刚学会做意象对话，给一个朋友做。这个朋友先想了一些东西，后来想象中来到一座山，四周漆黑一片，旁边还有坟墓。这时他明显感到恐惧。我的学生也不知应该怎么办，而且我相信他也受到了恐惧的感染，于是他要朋友想象回到原来的情景中。这就是一次无效的咨询。另一个则不是这样直接。被引导者在想象中突然感到周围变黑，这时他说他觉得屋子里面冷。当时是冬天，屋子里是开着空调的。引导者听对方说冷，就把空调调热了一些。表面上这个过程和恐惧无关，实际不然。为什么刚才他没有觉得冷，想象到中途突然感到了冷？我认为，冷往往就是恐惧情绪的信号。被引导者显然是有所恐惧，而引导者没有发现这冷和恐惧有关，不仅仅是缺少经验，而是他在内心中也感受到了这个恐惧，所以双方都假借调节空调回避了这个恐惧。为了证实这一点，我从他们这次结束的地方开始重新引导，结果被引导者心里出现了一个可怕的意象。他想象出了一双眼睛，没有看到身体，只是一双深蓝色眼睛，在幽暗的空间里。

心理学家有勇气的话，不论遇到多么可怕的意象都不可以逃避，要一直面对，保持着这个意象，直到这个可怕的意象消失或转变为其他不可怕的东西。

在这个例子中，他的想象不断转变，想象中的眼睛变成了可怕的野兽的眼睛。这野兽在山坡上，而他自己，在想象中是一只小动物，在山坡下，处在野兽的威胁之中。

我用平静镇定的语气鼓励他坚持，再坚持，他后来的想象就渐渐不这样可怕。他度过了恐惧。这样的一次训练后，他在生活中的勇气也增加了。如果我不镇定，如果我有一丝恐惧，这次就不会有这样好的效果。

第九节　人格还可以被拆分

一个人的人格可以被"拆分"成不同子人格，这些子人格不仅有人类，还有动物，以及鬼神、菩萨等形象。

从意象对话中衍生出的一种技术叫作人格主动分裂技术。在做心理咨询和治疗时，用这个技术可以有很奇妙的效果。

不知道大家是不是知道有一本国外的畅销书《人格分裂的姑娘》，本书描写了一个人格分裂的案例。那个女孩在不同的时候，仿佛有几个不同的灵魂。有的时候是安静温和、胆子很小的女孩，有的时候却是粗暴的泼妇，有的时候却自称是十几岁的男孩子。这是多重人格，是一种很罕见的心理障碍。

意象对话发现，可以把任何一个正常且平常的人的人格分裂开，让他们变成仿佛多重人格一样。把这叫作"拆人"，一个人一般可以拆成20多个"子人格"。我拆过的人中，最少的要有16个子人格，最多的会有40多个子人格。

每一个子人格，都有它自己的形象在我们的想象中存在。在我们的想象世界中，他会有自己的姓名、年龄、性别、相貌和性格。

下面是一个人拆开后发现的部分子人格（这是一位女教师）：

姓名	身份	性别	年龄（岁）	外貌	喜欢做的事情	不喜欢做的事情	性格	其他
安妮	仆人	女	50～60	灰白头发、灰白花褂、灰裤、拖鞋	插花、擦花瓶	脏东西	爱劳动、也有牢骚、敏感	
宏利	少爷	男	20～30	一身白衣、背带裤、蓝红领带、身材魁梧、有礼貌	旅游、交谈、宽敞的房子、潇洒、谈生意	很古板的人、没教养的人	外向、广交朋友、浪漫情调、心胸豁达、乐观、积极	
小红	小妹	女	13～14	小辫、大红花衣服	游戏、有哥哥和哥哥一起玩	有人惹她、生气	调皮、活泼、无忧无虑	
大牛	父亲	男	50	蓝衣服、黑鞋、黑头发、严肃、农民模样	规矩的孩子、文静	调皮的孩子	权威、自我中心、管别人	他站在门口、大家都怕
文华		女	20	小花褂、蓝黑裤子、黑鞋、两条编辫、白色红花褂	宽敞的楼房环境、快乐气氛	内向、谨慎、敏感、羞涩、怯生生、不爱说话	少爷邀请她去做客，做少爷感觉好	
小狗（贝贝）		母狗		白色、欢蹦乱跳、扑到少爷腿上、让少爷逗它	让少爷逗			
梅梅	大牛的妻子	女	50	黑头发、披散着、窗外窥探、脸不干净、眼直愣愣、警惕的	大牛、只听大牛的话、大牛不在就发疯	家里来女客	多疑	发疯原因，怕大牛离开或找别的女人，多疑、大牛不喜欢她出现

每个子人格是她性格的一部分。刚才看到，例子中的"子人格"里还有狗。这是一个有趣的发现——任何人的人格中都有动物的子人格。鬼神、菩萨等形象也经常成为一个人的子人格。可以通过调节子人格的意象做心理咨询或治疗。例如，这位女士的"梅梅"性格是多疑，嫉妒心强，梅梅会使这位女士有时候嫉妒多疑。可以通过调节梅梅而减少这女士的多疑。每个子人格，实际上是人潜意识中的一个情结。它们在潜意识中的存在就是人格化的存在。

当然，发现它们的存在，是从荣格就开始了。但是，用子人格做心理咨询的方法是新的。

自知

她险些变成美人鱼

你见到过美人鱼吗？也许你会说："不可能，美人鱼是传说中的动物。"但是有一个电影中却有另一个说法。电影中说美人鱼可以变成一个美丽的女孩子，活在我们中间，而我们都不知道她是美人鱼。

我就见到过这样的美人鱼，而且我还知道人是可以变成美人鱼的。最近，我认识的一个女孩子差一点就变成了美人鱼。这个女孩子是这样对我说的：

"我在海里游泳。我是在水下潜游。我发现，在我的双手和双脚上都系着细细的链子。链子很长很轻，当我在水里时，这些链子对我没有什么影响。但是我一离开水面，这些链子就变得很沉重。

"有一个人在往我身上泼水。我知道，水泼多了，我的身上就会长出鳞片。我身上的鳞片多了，我就会变成美人鱼。"

当然，她说的是一个梦。

在梦中，一个人梦见自己是美人鱼或者想象中的自己是一个美人鱼，大多是有象征意义的。美人鱼象征的是一种性格。

有时在意象对话心理咨询的过程中，我让女孩子自由想象，有的女孩也会想象自己是一条美人鱼，所有这些梦见或想象出"美人鱼"的人，性格都是很相似的。这不是偶然，而是必然的。在潜意识中，人是经常用动物来象征自己的性格的。而用什么动物象征什么样的性格也是非常有规律的。我说"我见到过美人鱼"，实际上指的是有的女孩子的性格是可以用美人鱼来象征的。

美人鱼是一个潜意识中的原型形象，有这个形象的大多是温柔痴情的女子。这温柔和痴情更多来源于鱼的象征。鱼是水中的动物，而水又是情感的象征，所以鱼也象征着重视情感。中国有一句话"女人是水做的"，这里说的女人大概是"美人鱼"家族的女人，她们柔情似水。

"美人鱼"女孩虽然很美好，但是却有一个缺点，那就是这些女孩太替别人着想，往往忘了为自己而生活。

我遇到的那个梦见美人鱼的女孩子就是这样一个人。在外表上，她是一个很快乐的女孩子。她对别人都很好。别人有什么苦恼，都会找她去说，她会去安慰别人。但是她自己有什么苦恼，却从来不和别人说。

我问她："你的苦恼是怎么解决的？"她说："我心里有两个包，一个包是敞口的，装着快乐；另一个是封得紧紧的，里面是我的痛苦——所以我感觉不到苦恼。"

这就是美人鱼的弱点，她们把快乐散发出去，她们帮助别人，但是她们也有苦恼伤心和对别人的愤怒，这些她们都埋在心里。在她们心里，有一个细细的链子在束缚着她们的手脚，这个链子就是片面的理解："对人要善良"，因为她们只想到了要对人善良，忘了自己的情绪也不应该压抑，压抑自己太多，时间久了，自己的身体和心理健康都会受害。

在那个梦里，女孩子手脚上的链子就是这个束缚的象征。

作为心理学家，经常要告诉她们，每个人都有痛苦、烦恼、对别人的愤怒等，应该学会用一种恰当的方式宣泄这些情绪。当你遇到一件让你愤怒的事情，当这件事确实是对方的不对，应该直接对他说："我对你这样做很愤怒。"

刚才的梦里，有一个人在往女孩子的身上泼水。泼水象征着"泼凉水"，也就是压抑自己。压抑自己太多，她就会变成"美人鱼"。我告诉这个女孩子："不要把苦恼的包封得太紧，应该学习把那包中的脏东西倾倒出去。可以用音乐的河水带走烦恼，也可以向你的朋友倾诉，让她们帮助你消除……不要做美人鱼。"

成为一个美人鱼，表面上可以很快乐，但是在内心深处，往往有太多的苦恼。

第八章
意象对话治疗心理障碍

各种不同的心理问题显现出的意象有不同的特点，治疗也各有不同的要点。这里简单说一说各种不同的心理问题的治疗要点。

第一节　意象对话技术治疗各类神经症

抑郁症的想象往往荒凉破败、积满灰尘。在强迫症的意象中，肮脏的东西多，截然对立的形象多，危机四伏……

一、抑郁症的特点和治疗

在我的博士论文中，我研究了抑郁症患者在想象"房子"时所想象出的房子的特点。抑郁症患者想象的房子往往荒凉破败、积满灰尘、光线暗淡、门窗关闭，有些是草房，有些是野外的房子。房子里东西不多。他们想象中的鬼多属于"孤魂野鬼"。

根据我的经验，他们的意象的第一个特点是荒凉。他们的意象中经常出现的是荒凉的破屋、废墟，还有戈壁、沙漠、荒凉的野地等。有时也会出现海洋等，但是感受中的海洋也强调其荒凉。在他们荒凉的意象中找不到可以饮用的水源。戈壁是没有水的，海洋中水虽然多，但是不可以喝。第二个特点是孤独。他们的意象中很少有别的人，有的甚至连野兽都没有，即使有，也是对自己充满敌意。第三个特点是封闭，他们的房子的门是关着的，窗户是关着的。甚至他们会想象自己被关闭在监狱、笼子等封闭的场合。第四个特点是一种被束缚的意象。有的人会想象自己被捆绑，还有的想象"被扣在一口钟下面"，被扔到一口井里。

抑郁症患者的意象中出现的事物也都有荒凉的特点，例如家具上满是灰，家具陈旧、残破。人物也多是乞丐、老人、残疾人等。

抑郁者的意象中的鬼，最常见的就是"穿白衣的女鬼"。女鬼行动轻飘飘的，仿佛只是一个影子。白色是象征着没有生命力，没有血色的脸不就是白色的吗？鬼是没有生命意志的象征。她的形象倒不是总很可怕，不过是一个可怜鬼。

这个鬼在意象对话中总是用一种催眠一样的语调说一些丧气的话、一些消极无望的话，说生命没有意义，活着没有意思。我相信认知疗法中，那些自我贬低的自动思维，其来源就是心中的这个"鬼"，是这个鬼利用一切机会说最消极的灰心的话。

抑郁症和其他神经症的不同是，抑郁者失去了努力改变自己的动机。所以，意象中强烈冲突的东西并不多。例如，一个来访者在做房子的想象时，想象房子里有一个女性在上吊。这就是她。

在人的抑郁症状很强烈的时候，他甚至会在幻觉中看到这个意象。所以，我们相信有些抑郁者在非常抑郁决定自杀的时候，会在幻觉中看到这个"女鬼",而且这个幻想出来的女鬼会用尽方法引诱他自杀。我相信这就是传说中的"鬼引人自杀,做他的替身"的迷信的来源。

抑郁症的治疗,没有固定的模式,要看问题产生的原因。在治疗过程中,找办法解决。但是简单来说,改变来访者的消极的意象是可以缓解他的抑郁的。

针对荒凉的意象,在想象中引入水是很有益的。我们可以让他想象沙漠中挖出了泉水,戈壁里有了井。水象征着情感,象征着和别人建立感情的联系,也象征着找到自己的生命活力。

针对孤独和封闭,要让他想象开放。想象打开门窗,让风和阳光进入。在这个过程中遇到的困难是抑郁者会害怕外界或者对外界不感兴趣,治疗者要有针对性地消除他的恐惧,而且鼓励他走到外界。先是在想象中,然后是在生活中。

笔者曾将这种技术用于一例抑郁症的治疗,获得显著的疗效。现报告如下:

抑郁者G,女,38岁,已婚,大学毕业,职员。她的问题是4年来心情抑郁、绝望,并有严重失眠,每天只能睡不到3个小时,白天极度疲劳。有自责自罪的思想,认为自己的生活没有意义,自己有病拖累别人,有过自杀的想法。根据中国精神疾病诊断标准,她属于抑郁神经症。用自评抑郁量表测量属中度抑郁。

患者表示自己的生活没有任何不如意的地方。她幼年被父母喜爱,学习成绩好,顺利上大学,毕业后结婚,丈夫对她也很好。家庭收入在万元以上。

做意象对话时,她想象了这样的一座房子:在美丽的草坪中间,一座红顶白墙的美丽的房子。她进入房子以后，发现房子很久没有人来过。里面全是厚厚的灰尘。空空的房子里只有一个落满了灰尘的沙发。窗子也关着，玻璃很脏。房子里黑乎乎的没有光亮。里面墙壁的砖都破到凹凸不平。这就是她的心理现状：外表很好，在外人看来很好，但是内心非常的抑郁，心里没有光明。

建议她做的事情很简单，就是每天用20分钟想象"打开窗透透空气"，并在想象中为自己擦亮房子的玻璃，打扫房子，修补墙壁。在房子中有一个沙发，她特别去想象把这个沙发打扫干净。我问她为什么这么注意打扫沙发。她回答说，她太累了，她需要休息。她说她想做的就是躺在沙发上看看闲书。

她讲起她过去都是按别人的要求在生活，为父母、为丈夫，她很成功但是也很辛苦，她从来没有为自己而生活，没有做自己喜欢的事情。咨询后，她意识到她要做自己喜欢的事情，就是"躺在沙发上看看闲书"。

经过治疗，她的抑郁很快就减弱。

一周后，自评抑郁量表（SDS）分就降低到36分，抑郁严重度指数0.45，属正常范围。继续用意象对话技术治疗5次（每周一次）。结束治疗时，自评抑郁量表（SDS）分为33分，抑郁严重度指数0.41，属正常范围。再次想象房子时，房子"干净明亮，多了一张舒适的床"。

二、强迫症的特点和治疗

强迫症患者的意象中，第一个特点是肮脏东西的形象很多，如垃圾、死尸、沼泽、血和污物等；第二个特点是截然对立的形象很多，如神仙和鬼、黑衣人和白衣人、武松和武大、荡妇和修女；第三个特点是在他们的意象中，环境中危机四伏；第四个特点就是在想象房子类的意象时，他们常常会在想象中"进不去"。

强迫症患者的意象中的肮脏，反映的是他们的不洁感和对自己的消极情绪。他们的许多强迫性的清洁行为实际上都是和他们的意象中的肮脏有关。例如，一女性强迫症患者有强迫性的擦地板行为，每天都用4个小时以上的时间擦地板，还要用大量的时间洗澡。在进行意象对话中，她想象的房子里"非常的肮脏"，有许多死猫、死狗，而且地上满是"垃圾"。这就可以解释她的怪异行为，虽然现实中的房子已经非常干净，但是她想象中的房子却肮脏不堪。在平时，她不做意象对话，但是在她的潜意识中，却无时无刻不在想象着那个肮脏的房子。由于她对现实世界和想象中的世界区分的能力比较差，所以她会在现实世界中有打扫卫生的行为，目的是试图消除想象世界中的污秽。就如例子中的女性，随着现实中的清洁，她想象中的房子也会稍稍干净一点，从而使她的焦虑减少一点。

强迫症实际上是试图对自己进行心理治疗，而且其方法仿佛是自发的意象对话。但是，必须指出强迫症患者的努力为什么不成功。这是因为他们不知道这些肮脏的意象的意义，不可能针对性地解决问题。例如，那个女性患者的肮脏的意象假如象征的是对父亲的性的欲望，仅仅用"扫"的方法是永远不可能从根本上解决问题的。另外，就是强迫症的行为虽然可以一时减少焦虑，但是在这个过程中混淆了想象和现实。想象中的房子脏了，这个脏被投射到了现实的房子中，来访者误以为现实中的房子不干净。而擦洗现实的房子，本来是与想象中的房子无关，却使得想象中的房子干净了一点。这是把外在的意象的内投射。

自知

在意象对话中，要让他们了解想象和现实的区别。这样，他们想象世界的事物就不会在现实中引起症状。也要清洁他们想象的房子，但是要在他们清楚想象和现实的区别的前提下。另外，清洁的方式使用起来是很难的。

强迫症的截然对立的形象反映的是他们的"非黑即白"的、绝对化的思维方式。他们截然对立的形象之间，往往是有斗争的。这个斗争也就体现为他们生活中强烈的内心冲突。

危机四伏的意象反映了强迫症来访者的不安全感和他们谨小慎微的性格。而"进不去"房子象征着他们对自己心理问题的回避，反映着一种用理智化的态度来对待问题的倾向。实际上在所谓的正常人中，也有很多人是"进不去"房子的。这些人在生活中都是表现为过于理性化，缺少情感的人。知识分子中，这样的人很多。

针对肮脏的意象，治疗的关键在于找出肮脏的根源，也就是肮脏的象征意义，然后有针对性地解决。重点是在培养他们区分想象和现实世界的能力。为了缓解焦虑，偶尔可以让患者想象打扫自己想象中的房子，但是这必须是在他已经可以区分想象和现实的前提下，一般要他清楚地说出想象的房子和现实中的房子是有差别的之后，再在想象中打扫想象中的房子。

针对截然对立的意象，关键是让这两个意象相互不那么对立。就像调节两个敌对国家或者两个敌对的人的关系一样，让他们互相接纳对方，缓和矛盾。

针对危机四伏的意象，关键是让他们适应，让他们的恐惧感逐渐减少。这个过程就仿佛一个系统脱敏的过程，只不过是对一些有象征意义的意象脱敏，而系统脱敏是对现实事物及其没有象征意义的表现脱敏。

针对"进不去"问题，就要用各种方法让患者进去，这也可以让他们更敢于面对自己。

下面通过两个治疗强迫症的个案，简单介绍强迫症的意象对话治疗方法。为了形象具体地表述治疗过程，而又不占用过多的篇幅，对每个个案都仅写出一段治疗过程，而不全面介绍。在引用治疗对话后，将简单解释这段对话的部分象征意义，但是这个解释在我做意象对话治疗时是不做的。

在做想象前，治疗者简单介绍了意象对话技术，告诉来访者想象的内容和心理问题有关，并举例解释；告诉来访者要用意象对话做治疗，然后告诉来访者在想象时不要考虑想象的内容是否合理，也不要评判。

个案一：

来访者蒋某，男，23岁，职员。因强迫性思维求诊，问题主要是不可以控制地想一些没有意义的问题。DSM–IV诊断为强迫症（CCMD-2–R强迫症）。

我对他应用了精神分析治疗，并有了一定效果。他对潜意识、象征等概念都有足够的知识。我没有向他做介绍，直接应用意象对话技术。

对话：

治疗者："你闭上眼睛，想象一个房子。"

来访者："我想象的房子是一个两层的房子，像天安门或者其他城门，下面的门进不去。"

治疗者："城门在2层也有房间，可以有门进去，不要从下面的门穿过去。"

来访者一开始坚持说2楼上不去，进不了屋子，在治疗者的坚持下，来访者找到一扇门进了屋子。

来访者："……屋子里是一个冰场，大家都在滑冰，我在一边看。"

治疗者："你也去滑吧！"

来访者："我滑了，但是我摔了一个跟头，满脸是血。"

治疗者："摔了一个跟头没有关系，你初学嘛！继续滑吧。"

来访者："冰化了，大家都在划船，我在岸边。"

治疗者："划船你会的。"

来访者："我在划船，水面平静，很舒服。"

治疗者："好。"

来访者："但是，突然一个旋涡，船翻了。"

治疗者："你觉得倒霉事情又让你遇到了？你只好游泳，不要怕，人总要遇到旋涡的，镇静就不会淹死。"

来访者："对。镇静就不会淹死。我知道了。……现在我渐渐平静，我在愉快地游泳，但是我游到了一个水坝的前面。这个水坝是一个发电站，我被旋涡卷到发电机中，死了。"

治疗者："死了，那么现在的你在哪里？"

来访者："我在大坝下面，浑身湿淋淋的。"

治疗者："你注意这个你，看下面他有什么变化？"

来访者："阳光晒干了我，我渐渐活过来了。"

解释：房子在这里象征着心理、心灵。强迫症患者最常出现的想象是"这个房子没有门，或者有门进不去"，这代表一种对内心体验的回避态度，不进入自己内心。

这个例子中，来访者的想象中不断出现意外事故和灾难，这和他"灾难式"的思维有关。由这里可以发现，他心中有一个原型性的意象。就是"无妄之灾"的意象。在想象任何意象的时候，这些意象都会沾染上"无妄之灾"。

治疗者通过用平静的、鼓励的态度要求来访者继续，可以削弱他的恐惧，削弱他回避危险的习惯，让他逐渐意识到，意象虽可怕，但能平安无事。

个案二：

来访者张某，男，24 岁，电脑工程师。主诉不可自制地反复洗涤，DSM-IV 诊断为强迫症（CCMD-2-R 强迫症）。

对话：在介绍了意象对话技术后，引导来访者进行想象。来访者想象自己在一座桥上，突然桥塌了，自己掉入水中。

治疗者："在水里游泳，越紧张越容易沉，放松，顺其自然，你就会游得很好。"

来访者："我在游，很好。……水突然干了。"

治疗者："你认为水为什么会突然干？"

来访者："有一条龙，把水吸干了。我又想要水，又怕，那龙突然一吐水，会不会淹死我？"

治疗者："现在干死还不是一样要死？"

这个来访者的问题和性的冲突有关，同时也与青春期的心理冲突有关。在他这里，"桥"就是性的象征，同时也是从童年到成年的过渡的象征。桥塌了是一个灾难性的想象。游泳象征着自发性的态度，也可以象征"性"。水干了代表缺乏情感的态度，这是因为他的本能之象征"龙"把力比多收回了。"又想要水，又怕"是他对待性本能和其他

　　　　　　　　　　　　　　　　　　　　　　　自知

本能的态度。控制自己，"没有水"；放松对自己的控制，又害怕失去对本能的控制。

强迫症的治疗中，要鼓励来访者多想象，在想象中进入过去没有进入的房子，这代表正视现实、关注自己内心。另外，要鼓励他们接纳那些"肮脏的"形象和"邪恶的"形象，这代表"自我接纳"。要陪伴他们经历"灾难性的"意象，最后让他们安然度过所有的灾难，达到一个安全的地方。这个过程可以使他们的安全感增加。

三、恐惧症的特点和治疗

恐惧症的来访者，意象中的形象也是可怕的。他们的意象以象征的方式直接反映他们潜意识中真正恐惧的对象。

举一个例子，来访者 20 岁，在大学就读。他的问题，是如果洗手间中还有其他的人，他就非常紧张，"解不出小便来"。所以，在课间，他没有办法去洗手间。这使他生活很不便。他说这件事第一次发生是在去年。他很尊敬一个老师，一次他去洗手间，在洗手间遇到了这个老师，这个老师还和他打招呼。他奇怪地想："老师也上厕所？"虽然在理智上，他知道老师当然也上厕所，但是在情感上却仿佛觉得老师不应该做这样的脏事情。

在做意象对话时，我要求他想象一个盒子，然后在想象中打开这个盒子，我告诉他："这个盒子里有很可怕的东西。"一开始他恐惧，不敢打开，在我的支持鼓励下，他打开了盒子。盒子里有一张画片。上面画着两个人，好像是一男一女，裸体的。我说："这个有什么可怕呢？你继续想象，看着这画，然后接近这画。看发生了什么？"他说："画上的人仿佛活了，那男人很愤怒地骂：'滚，小兔崽子！'"

只要是稍有经验的心理咨询师，很容易知道这是怎么一回事。显然，一个他童年时尊敬的人（也许是父亲）被他撞见在做"脏事"即性爱，而被尊敬的老师也在做"脏事"即小便。他的恐惧，自然是和对性的不正确态度有关，他认为性是肮脏的。

　　治疗恐惧症首先是消除他对这些意象的恐惧和厌恶，然后再在生活中做脱敏训练。

　　还有一个例子。一个初中女孩遇到了一次性骚扰。她去医院，一个医生欺她年幼，对她有猥亵行为。本来这个女孩子品学兼优，身体健康，胆子也不小。这件事发生后，她胆子小到不敢独自上学，要别人接，对异性交往也异常恐惧。

　　意象对话中，她想象一片草地，草地上有只白兔子。突然，出现了一个拿着猎枪的男人。小兔子非常恐惧，而且不知所措。

　　我说："小兔子就盯着那个拿猎枪的家伙，看他敢不敢开枪！"

　　"小兔子太害怕了，我们能不能停止意象对话？"小女孩问。

　　"你放松自己的身体，试一试深呼吸，放松头，放松肩……现在是不是恐惧少了一些？"

　　"不那么害怕了。"小女孩说。

　　"再看那个拿猎枪的家伙，他在干什么？"我问。

　　"还是拿着枪，没有开枪也没有走。"

　　"一边放松，一边看着他……"

　　经过一段时间，来访者的意象转变了。"我看到那个拿猎枪的人。他没有敢开枪，转身走了。"

　　"这么说，是不是他心里实际上也很害怕？"我问。

　　"是的，他实际上是一个胆小鬼，所以只敢欺负小兔子。我只要胆子大，他也不敢对我怎么样。"

这里的兔子显然是她自己的象征，拿猎枪的家伙就是做性骚扰的家伙。在她，这个意象可能泛化到了其他男人，她感到男人都像拿猎枪的家伙。通过意象对话，来访者减少了对男性的恐惧。

恐惧症的意象对话治疗就是要在意象对话过程中，让来访者对意象的恐惧逐渐地脱敏减少。基本的方法就是面对可怕的意象，什么也不做，就是看着它，看它能怎样。同时做身体的放松。任何可怕的意象，在想象中，它可怕的程度都是一个钟形曲线，先是增高，到了一个最高点之后就会逐渐下降。在恐惧下降到很低的时候，这次意象对话治疗就可以结束。但是，不要在没有下降前就结束意象对话。

当然，也可以采用其他方法治疗恐惧症。例如，让把自己看作兔子的女孩子找到自己性格中的更强的动物，如牛，恐惧自然就会减少。

第二节　身体疾病也是心病：心身疾病的治疗

胃病和"吃不消"的东西有关；胸闷往往是因为胸口憋着气，也就是压抑了愤怒；神经性的脱发则和情感的失落有关……

心身疾病本身也是一种混淆的结果，一个想象的强度太高，以至于侵入了现实。不是侵入了对现实的知觉和行为中，而是侵入了现实的身体状态中。例如，某人有一个意象："我的头脑中塞满了沙土和脏东西。这些脏东西的样子就像是一团虫子。"这个意象本来是和性的观念有关。但是，这个意象投射到了现实，就引起了头痛、头涨等身体疾病。

胃病和"吃不消"的东西有关；胸闷则往往是因为胸口憋着气，

也就是压抑了愤怒；神经性的脱发则和情感的失落有关。

有一个女大学生，失恋后，梦见自己的头发都掉光了，醒来后发现自己真的在脱发，而且脱得很厉害。她问我：梦是不是灵魂的真实经历，为什么她在梦中没有了头发，在现实中就有脱发的事情？

头发是情感的象征，特别是象征男女之间缠绵的情感。失恋不正是这情感的"失落"吗？没有了头发的她，样子像一个尼姑，象征着她打算从此不谈男女之间的感情。"脱发"本来就是原始认知中的这样一个象征性的意象。不过，因为这个意象混淆到了现实中，她真实的头发也开始脱落。

意象对话治疗心身疾病时，有两个途径：一是找到这个意象的象征意义，解决这个意象所象征的问题；二是不管意象的象征意义，仅仅是通过意象的方式做治疗。

第一种情况是这样的例子：一个人因长期压抑愤怒而造成了胸闷的症状。我们找到了他愤怒的原因，解决了这个原因，他的胸闷也就不治而愈。

第二种情况的治疗，是用一个意象训练针对性地解除症状。例如，针对紧张性的头痛，要来访者想象脑袋是一个锅炉，里面充满了蒸汽，压力很大。为减少压力，现在打开一个阀门，蒸汽就从这个阀门中喷了出来。压力也渐渐减少。

在《关爱·治疗·奇迹》一书中，作者引用荣格的学生艾文思的话，指出癌症是一个象征。[16] 那种生命的意义完全来自别人和身外之物的人，一旦遇到挫折就容易得癌症。有一个例子表明，即使癌症这样严重的器质性疾病有时都可以用意象的方式治疗。

格兰是一个患脑瘤的孩子。医生说已经没有救了，只有等死。

但格兰把癌症想象为一个"又大又蠢，而且是灰色的"东西，把自己的免疫细胞想象为宇宙飞船，然后在想象中像玩一个电子游戏一样，让宇宙飞船不断地轰炸这堡垒。每天做这样的想象，在几个月之后，他告诉他的父亲："我刚坐宇宙飞船在我的头里飞了一圈。你知道吗？我再也找不到癌了。"他们到医院检查发现，他的癌肿竟然自愈。

我在用意象对话做心身疾病治疗时，经常有人说："这和气功好像差不多。"气功界鱼龙混杂，有真的气功师也有骗子混在气功界。所以我必须问清楚他们说的是哪种气功，意象对话和真的气功有相似之处，和假气功就完全不同。

真的气功也就是一种调节身心的技术，所用的方法有的和意象对话有相似之处。但是，意象对话和气功还是有不同的。气功是真的认为存在着"气"这种物质实体，而意象对话不关心"气"这类的东西是有是无，我们让来访者想象的时候，告诉他们这些形象不过是一个意象，是一个象征，而不是现实的存在。也就是说，我们认为这些意象是"想象世界"中的事物，而不是现实世界中的事物。

简单的一个例子，就是在让紧张性头痛的来访者想象他的"脑袋是一个锅炉"的时候，有一个来访者说："你让我把脑袋中的蒸汽排出去，是不是我的真气会泄掉呀？"我就和他说："谁告诉你，你脑子里会有一团真正的气体了？我难道说过你脑子里有真的蒸汽吗？这不过是一个想象，蒸汽不过是象征你的压力。你想象把蒸汽排出，不过就是在减轻压力而已，和什么'气'是没有关系的。"

假气功中的一些迷信的内容，从意象对话理论看，实际上也是一种混淆。一些人在练气功的时候，看到了一些形象。这实际上不就是一些象征性的意象吗？但是他们信以为真，认为自己是开了天眼。这就是把想象世界和现实世界混淆了。遇到这些人，一般是用这样的话回答他们："你有没有听说过这样的话：'凡所有相，尽是虚妄'？"

第三节　在游戏中治愈：儿童心理障碍的治疗

儿童天生擅长想象，他们会把意象对话的过程看作游戏。

意象对话治疗儿童心理障碍是比较适合的。因为儿童的思维方式更原始，儿童更常用意象，想象力比成人好，而且儿童不会对这种方法产生成年人的疑虑。成年人有时会怀疑：这个方法是什么道理，会不会有效？但儿童只是把它当作一个游戏，会很容易投入，所以效果往往很好。

我做过的一个例子是治疗儿童的恐惧症。一个女孩子说害怕许多东西，例如害怕吃饭的碗，怕里面有毒；害怕穿衣服，怕衣服中有微型炸弹……她最害怕的是催眠和梦游……

她说她听过一个故事，是关于梦游的，让她非常害怕。

故事的梗概是这样：美国有一个家庭，家中有父母和一个6岁的女孩子。他们自搬家到一个地方后，女儿总是梦游。每天她都梦游到院子中的同一个地方。她的父母问这个小女孩，小女孩总是说："有一个小姐姐找我玩。"同样的事情多次发生，小女孩的父母很奇怪。有一天，他们干脆挖开了女儿梦游的那个地方。结果，这地下有一个小孩子的尸骨。警方被惊动。调查的结果是，这个尸骨是一个小女孩的。以前住在这里的那一家的父亲把自己的女儿杀了。我问这个女孩，她害怕这些东西是在什么时候？她说，在学校还好，在家里很害怕，晚上尤其害怕。

做意象对话的时候，我让她想象一个碗。她说她想象出这碗有毒药。我让她想象中把时间倒流，看看在过去的时刻，是谁在碗里放了毒药。结果她想象出了一个"坏人"，这个坏人的相貌、年龄、身材都很像她的父亲。我问："这个坏人为什么要放毒药？"她说："他白天可以控制自己不放，但是晚上他梦游的时候，就会这样做。"

分析当然可以告诉我们，她真正的恐惧对象是她的父亲。在生活中，她的父亲因为有肝炎休假在家，性格很暴躁。但是，我不揭开这一点，就在想象中让她消除恐惧。我让她想象，那个"坏人"虽然很爱发火，虽然在梦游，但是不会放毒药。我对这个小女孩说："梦游里，一个人也是不会杀人的。而且这个人并不是真的恨你。他发火只不过是因为他心情不好……"

意象对话达到了很好的效果。小女孩很快就不恐惧了。

再有一个例子，心理咨询师为一个中学生做心理咨询。这个中学生的表现是非常的多动，一会儿也安静不下来。学习成绩当然也下降很多。在咨询中，她让这个孩子想象房子。这个孩子想象出的房子中，东西扔得乱七八糟，而且在房子顶上还有一个大洞。心理咨询师问："这个洞是怎么来的？"中学生说："是父母吵架打的。"

意象对话发现了问题，房子是"心"的象征。原来这个学生之所以动个不停，是因为他的"心房"中东西都非常的乱，因为他心乱，所以无心学习。

心理咨询师让中学生想象收拾一下这个房子，把乱扔一地的东西收拾好。他做了。

非常令人惊讶的是，当时就看出他的心态有了改变。他静下来了。

本来他找过其他的心理咨询师，他试过药物治疗，都没有效果，而现在，仅仅做了一个小小的想象练习，他就可以安静下来。

意象对话在儿童身上的效果，常常是这样的神奇。

第四节　克服性的自卑：性心理障碍的治疗

想象你抱着一根大圆木去一个城门，仿佛你是一个大力士。

意象对话技术用在性功能障碍治疗上，效果也很好。经过治疗，有的得到了改善，更多的是完全治愈，有的不仅仅是治愈，而且性生活能力甚至远超过一般人。

有一个丈夫有早泄症，在 12 年的婚姻中，没有一次能让妻子满足。追溯原因，第一次做爱时他们还没有结婚，两个人在女孩子家里偷偷摸摸，结果很快就结束了。女孩子倒没有说什么，不过男孩子回家后，反反复复地想自己是不是算早泄。后来，他又有一次向女朋友提出要求，女朋友没有同意，他就担心是不是因为自己早泄，因为自己性能力差，所以女朋友不愿意。后来他们结了婚，但是每次他都仓促收兵。妻子一开始还很耐心地鼓励他，但是，这个男子是一个很容易焦虑的人，越鼓励他，他越是自我怀疑。后来妻子也烦了，很少有性生活。丈夫又开始担心妻子有外遇，一天到晚审查。妻子不堪忍受，只好求助于心理咨询。

我断定这对夫妻的问题的根源在性的不和谐，而丈夫也没有生理问题，只是因为失败过而紧张，一紧张就更加容易失败，形成恶性循环。

于是我就用意象对话技术，设计了一组意象让他想象，并配合一些行为方法，一个月后，他的问题就解决了。就用他的例子，说说如何治疗吧。

他的性潜力并不差，但是屡次失败，在内心产生了一个根深蒂固的形象：一个自己在性爱上失败的情景。因为有这个意象，一上场就高度紧张，一紧张自然就不行。而这样就更加强了失败的想象。

本来我想让他想象自己成功，但是发现这样不行。他在想象时，就想象了一次性的过程。想象开始调情、开始激动，而在这样想象时，有时他就兴奋了起来。而一兴奋，他竟然很快地遗精，还没有来得及想象到妻子达到满足，竟然在想象中早泄。即使有的时候，他想象中完成了整个过程，而且也不错，但是这个想象的过程所需要的时间当然比一次真正的性生活要短得多，想象毕竟是简练的。这样，他心中的性生活模式还是短时间的。甚至，由于根深蒂固的性自卑，一想象性过程，就开始高度紧张，根本就不可能放松地想象性生活过程。这样想象反而加剧了他的紧张情绪。

所以我改用了象征的方式，设计了几个想象的情景：表面上和性无关，实际上是性生活成功的想象。例如，我让他想象："想象你抱着一根大圆木去一个城门，就像在古代战争片子中，战士们用圆木撞开敌方城市的大门一样。只不过你的想象中，是你自己一个人用圆木在撞击大门。仿佛你是一个大力士。当然，城门不是那么容易撞开的。所以你可以想象自己在不停地撞。你可以数着数目，每次至少要撞击200下。然后大门被撞开，你冲进城。然后是人们用钦佩的眼光在看着你。"我要求他每天想象一次。

实际上，这个情景是性行为过程的象征。想象长时间地撞击城门，就是一个对潜意识的积极暗示，我可以长时间地"撞"而不会累倒。用象征性的想象代替实景的想象，他的紧张情绪大大减少。他心中那个性自卑的自我不知道这样想象的意义，所以他也没有那么紧张，而且他也没有直接出现性的兴奋。所以，他可以很顺利地想象出200次撞击的情景。

经过多次练习，他在想象中产生了一种很好的感觉——强健而又自信的感觉。他想象中越来越感到自己像一个大力士。他感到这个想象让他心里的胆怯大大减少。

后来我告诉他，在性生活前，可以唤醒自己的这个意象，自己是一个大力士，在用圆木撞击城门，带着强健、自信、不胆怯的感觉去做爱。结果他获得了前所未有的成功，很容易地把妻子带到了巅峰。

想象的情景可以有很多。例如，建议他们想象过用巨锤砸大坝，直到大坝堤破水流；或者想象张艺谋《菊豆》中的情景之一，巨大的木棒在捣击布匹；还可以想象自己是一只蝴蝶，在贪婪地吮吸花蕊中的蜜汁，而蜜汁源源不断地在流。

偶尔的失败者是没有按照我的指导做，擅自"偷工减料"，把想象的200下减到了几十下甚至十几下，连想象都草草收兵，在"实战"时自然也是草草收兵。建议他们，要么就不要做这个想象练习，要做就不要偷工减料，否则不但没有效果，也许反而有害。

还有的人是夫妻感情不太好，丈夫在情感上对妻子到了一看见就厌恶的程度。这个丈夫在婚姻中性功能极差，但是在婚外性行为中却很好。所以，只有用其他办法解决。

在想象时，有的人特别理性，要把想象的情景编得很合理。实际上这没有必要，"巨锤砸大坝"的想象根本没有道理，但是用起来效果很好。还有的人在想象时会杂念纷飞，想着想着就没有边儿了。例如，想象撞击城门，然后就想象城门上有人在射箭，想象起《三国演义》，然后又想到曹操怎么样了，曹操和刘备的性格区别……这都是不适当的。他只需要想象一个单纯的情景：撞门。

意象对话对早泄的治疗效果最好，对其他性功能障碍也有一定的治疗效果。

第五节　让亲密关系更融洽：婚姻心理咨询

想象自己的头、胸和性器官分别是一个小人，这三个小人分别对配偶说一句话。头代表理智，胸代表感情，而性器官代表性的态度。

婚姻心理咨询中，用意象对话有一个优势。那就是可以教来访人意象对话，然后叫他们夫妻两个互相做意象对话，这样，就用不着让心理咨询师老陪着来访者做意象对话，效率会很高。

在夫妻之间，他们做意象对话还有一个好处，就是可以和躯体的行为结合。例如，妻子意象中出现一个小孩子，抱着肩缩在墙角。丈夫的反应是，喊这个小女孩出来到外边院子里玩。心理咨询师告诉丈夫："这不是很恰当的方式，你想，一个害怕的小女孩，不是你一叫就可以出来的。你是不是可以进屋去，接近这个小女孩，让她对你喜欢，然后抱抱她。"丈夫就这样想象了，不仅想象了这个情景，还真是抱了抱妻子。这个身体的行为使妻子感觉很好，很安全。在类似这样的例子中，实际上丈夫和妻子之间互为心理咨询师，这有很好的效果。

除了上面提到的这些，意象对话还可以针对其他很多种心理问题做治疗。重性的精神疾病不要用这个方法。因为重性精神病人的现实感丧失太严重，他们的想象和现实之间已经没有了界限，如果给他们做意象对话，他们会把想象出的所有意象都当成真实的事物。而且他们的意象大多是非常令人恐惧的。这样治疗者很难控制局面，弄不好会不可收拾。

我曾经在精神分裂症初发阶段的患者身上使用过意象对话，实际上他们的意象是格外清晰而丰富的，而且也是有同样的象征意义的。理论上应该也可以治疗，但是我发现在实践中治疗他们是几乎不可能的。

意象对话技术不仅仅是心理治疗技术，对任何一个人，意象对话技术都很有用。在日常生活中，有烦恼情绪的任何时候都可以应用意象对话做一些调节。甚至，可以用意象对话来提高自己的能力和心理素质。例如，用意象对话的方法提高自己的社交能力，改善自我意象等。

圣女和魔鬼不会分开

"我看到一边有一个圣女。她一袭白衣，纤尘不染，纯洁到仿佛不食人间烟火。另一边是一个魔鬼，黑色的大氅，暗黑丑陋的脸，透露出邪恶的神情。他们两个本应该是正邪势不两立，但是我们却看到他们说：'我们永远不会分开。'"

"这个情景很奇怪，但是却是最真实的，最纯洁的圣女总是和最肮脏的魔鬼同时出没，他们永远不会分开。虽然千百年来，人们不断努力，试图呼唤圣女，试图消灭魔鬼，但是魔鬼永远不会被消灭，因为魔鬼的背后有一个力量来源，就是圣女，圣女把自己的力量给了魔鬼，没有圣女就没有魔鬼，没有魔鬼也就没有了圣女。圣女和魔鬼表面势不两立，但是实际上他们是同谋。你知道吗？他们是同谋。"

这是在用一种叫作意象对话技术的心理咨询治疗方法进行心理治疗的一个片段，说看到圣女和魔鬼的是一个心理有障碍的来访者，回答她的是我——一个心理咨询师。

意象对话技术是一种挖掘一个人内心中潜藏的意象，用意象来表达心灵，通过改变意象来改变心理状态的心理学方法。让来访者放松，然后按照心理咨询师的引导去做想象。来访者会发现，他想象出来的形象——意象，不是自己可以完全控制的，意象仿佛有自己的生命，它会自己出现、改变。这时的来访者是在醒着，但是他仿佛是在做梦，意象像梦中的形象一样奇特。心理学的观点认为，这些意象和梦中的意象一样都有象征的意义。精神分析的鼻祖弗洛伊德、分析心理学大师荣格早就告诉我们这些意象的意义，它们是我们心灵中各种情感、欲望、念头的形象化的体现。弗洛伊德说过，例如你梦到了一条蛇，也许它会是性的象征，是你心灵深处，一个叫作潜意识的地方隐藏着的性的欲望的形象化的体现，因为蛇的形状类似男性器官。在放松的状态下自由想象，意象就从心灵深处浮现出来，如同大鱼从深海那蓝色的海水中浮现出来。

来访者不知道自己的意象是从哪里来的，就像他不知道自己的梦是谁编造出来的一样；他也不知道自己的意象的意义，就像他不知道自己的梦的意义一样。而心理学家知道，心理学家可以改变他的意象，从而改变他的深层心理，仿佛引导他做一个新的梦，一个有更好含义的梦。

我将告诉人们意象的意义，这来自心灵深处的启示。我将呈现一个意象，然后让人们知道这个意象是什么。

就从今天的这个意象开始吧，这个"圣女和魔鬼同在"的意象。

想象出这个意象的，是一个 22 岁的女孩。她是一个对自己要求很高的人。她对自我的要求是纯洁、美好、善良，她很讨厌那种放荡的女孩子，非常洁身自好。

她有心理障碍：不可自制地反复洗手洗脸。一天，她告诉我说："我到你这里很不容易，因为在路上遇到一个人，我就产生了一个念头，这个人的样子沾到了我的脸上，所以我马上产生了强烈的要洗脸的冲动。在家里也是，吃饭的时候看到别人或看到电视上的人，就怕把他们的样子吃下去，所以我要吐饭。我知道这只是想象，可是我无法控制自己。"

我们的意象对话是这样进行的。

我，作为治疗者，让她想象一座房子，问她是什么样的房子，门是否开着？她说想象中的是"一座大房子，但是没有看到门"。

治疗者说："肯定有门，你仔细找，找到它，不要担心。"来访者说还是看不到门，治疗者继续要求她找到这房子的门，反复三次，她才说找到了门。

来访者："我看到门了。"

治疗者："想象你进去。"

来访者："好像进不去。"

治疗者："你可以进去的，努力一下。"

来访者："我进了门，房子里很空，有灰。"

治疗者："看一看房子里有什么？"

来访者："有一架钢琴，有圣母像……圣母像活了，我坐在椅子上……出现了一个魔鬼，我害怕。"

治疗者："放松、放松，就看着他，看他怎么样。"

来访者："他在半空中，满脸血，他沿着楼梯上楼去了。魔鬼在诅咒，他的诅咒沾在我脸上……楼上满是死人骨头，阴暗肮脏。魔鬼在煮毒药，用的好像就是童话中巫师用的那种大锅，毒药沾在我手上……我想洗手。"

治疗者打断："停！看看四周，让自己清醒。这是心理咨询中心，没有魔鬼，魔鬼是想象，你的手上真是沾上毒药了吗？"

（这一例中阴暗肮脏的房子、魔鬼等都是意象原型，在唤起意象原型后，治疗者没有改变它，而是随即让来访者体验真实情境。）

来访者："没有魔鬼，那只是想象，我知道，不过我还是感到手不舒服。"

治疗者："手不舒服是真的沾上毒药了吗？"

来访者："不是。"

治疗者："你想象会沾上了毒药，所以感到不舒服。真实的感觉是什么？你现在在心理咨询中心，今天天气很好，手的真实感觉如何？你能区分想象的感觉和真实的感觉吗？"

来访者："想象中我在魔鬼那里，恐怖、厌恶、脸、手都肮脏，真实的我在你这里，房子里有花，明亮，手放在衣服上，感到舒服。"

一次治疗后，要求患者在平时感到脸、手脏了需要洗的时候，或怕"把别人的形象吃下去"时，练习区分想象和真实。

一周后，患者来访，报告有明显好转，她说："因为，我知道那些都是想象。"患者的父亲证明了这一点。但是这一治疗尚未结束。

纯洁无瑕的圣女代表的是"纯洁"的自己，"魔鬼"代表被压抑的"邪恶的"念头。她害怕的脏也就是害怕一个"脏"的念头、"邪恶的念头"。我发现这和乱伦恐惧有关。她和父亲的关系过于亲近。她心中的"脏"的念头、"邪恶的念头"很可能就是这方面的念头。

区分想象和真实的训练有一个好处，就是在象征中告诉她想象和现实是有区别的，潜意识中的乱伦意念不是乱伦，也不必内疚。我没有和她在语言中提过任何和乱伦有关的词句。尽管潜意识中还有冲突，但是这个冲突再不会引起症状。

自知

老子说：天下皆知善之为善，斯不善矣。实际上，许多心理障碍的产生都是因为人追求过分的善、过分的纯洁、过分的完美，不允许自己有一点点不好的地方。可是当人过分追求纯洁的时候，却把人性中的一些自然的东西压抑了。

在文学作品中，艺术家早就发现了这个问题。所以，金庸小说中最纯洁的小龙女，反而不幸被强暴。《红楼梦》中最重视"洁"的妙玉被劫，据说沦落风尘。

虽然有偶然，但是也不完全是偶然。在妙玉被劫前，她已经有过了"听猫叫春而走火入魔"的经历。而后来被劫，也和走火入魔有关。妙玉对性的压抑很强烈，但是在心中又不能真的无欲。强行压抑的结果是潜意识中的性越来越强，最后出了问题。

妙玉和我的女来访者的情况非常相似，因为想让自己像圣女一样纯洁，压抑自己的性，甚至连心中偶尔出现一点点"不好的"念头都害怕到极点，结果反而心理出了问题。

女来访者要让魔鬼离开自己，也是容易的事情，那就是承认自己不是圣母，承认自己有性的欲望，承认自己有时候甚至会有不可以的性的联想。当她能承认这一点，她会发现，乱伦的想法反而会消失，她的性会走向正常。

第九章
意象对话的特点与创新

第一节 直指人心

用意象对话，我们不是在"分析"心理，而是在直接看心理。

意象对话技术的突出特点是，心理咨询和治疗是在人格的深层进行的，是用原始认知方式进行的，它是一种"下对下"的心理治疗。心理学家和来访者的关系，就像两个不使用逻辑思维的原始人。意象对话表现出的具体特点如下：

第一，意象对话是心理的 X 光。治疗经验表明，用意象对话技术做心理诊断比用一般的心理量表所需时间短很多，比用一般的访谈法也迅速得多，而且更容易直接切中要害。仅仅用最简单的"想象房子"这个练习，基本上就可以知道来访者的心理状态、性格特点、重要冲突等许多东西。在大学做讲座的时候，只要有学生告诉我他想象中的房子是什么样子，我甚至看不到是谁说的，就可以说出许多关于他的心理的东西。意象对话探察人的心理，效果可以用"神奇"两个字来形容。弗洛伊德在刚刚发现对潜意识做分析的技术时，感叹说靠这个方法了解潜意识很容易，懂这个方法的人在别人看来，简直仿佛所罗门一样聪明。我觉得，弗洛伊德的方法如果可以比作医学上的听诊器，意象对话就是 X 光。用意象对话，不是在分析心理，而是在直接看心理，看一个人的心灵。这时，意象对话是一种投射测验。当然，和其他投射测验一样，需要心理咨询师有丰富的经验。

第二，意象对话利于减少阻抗。由于不必分析意象的象征意义，所以有助于很快建立医患关系，并且大大减少治疗中来访者的阻抗。在来访者的意象反映了内心不可接受的冲突（如对父母的强烈敌意、乱伦的性冲动等）时，分析解释意象必然会遇到强烈的阻抗。在精神分析治疗中，必须等到适当的时机才可以逐步把解释说出来。这样，就需要很多的时间。而意象对话治疗法不解释，从而绕过了这种阻抗。在前面的例子中，来访者是有性的问题。但是，如果我把话说到性问题上，也许他会否认，这样就需要增加时间。但是，用意象对话就不同，因为我们不提什么性，就只谈他想象中的"盒子""刀"，解决就容易多了。

第三，意象对话见效更快。用意象对话治疗，治疗时间更短，原因除了阻抗小之外，还有一个重要的原因是它深入。其他治疗都作用于来访者的意识层——人格的表层。人在理智上懂得一个道理是很容易的、很快的。但是要把这个理解变成深层人格中的领悟就需要时间。而在意象对话中，治疗者运用意象直接作用于来访者的人格深层，治疗时间自然就缩短，效果也更稳定。实践中，有时会在一次治疗中就获得巨大的治疗效果。

第四，对了解生活史的依赖程度低。其他疗法需要收集来访者过去或当下生活发生的事件，以理解来访者的问题。而意象对话用探测性意象可以发现来访者的心理问题。例如，某来访者想象自己是蜜蜂飞向花朵，却发现花朵可以吞噬自己。由此治疗者可以知道他对异性有强烈的恐惧，判断他在异性交往中有严重问题。即使来访者不愿意说出其病症的细节，不报告生活史，只要肯定基本症状是异性交往障碍，治疗者就可以通过意象对话技术减轻其对异性的恐惧。所以意象对话可以较少依赖现实生活资料。当然，这并不代表意象对话咨询师不去收集来访者的生活史。

第五，意象对话能治疗哪些心理疾病？目前正式用此技术治疗过恐惧症、抑郁性神经症、癔症、焦虑症等多种神经症，效果显著，特别适用于恐惧症和抑郁性神经症；对心身疾病也有一定的疗效；对正常人的情绪问题、心理发展问题也有很大作用。

意象对话对儿童疗效更为显著。可能是儿童想象力更丰富、形象思维占优势的缘故。

精神分裂症患者的意象是很丰富的，但是偏偏是他们不适合做意象对话治疗，因为太危险。意象对话归根结底是一个在引导下的清醒的梦，它是不现实的。重性精神病人现实感本来就极为缺乏，在意象对话中，他们会把这些想象的东西当作现实，这很危险。意象对话对正在服用抗精神病药物的来访者疗效也不佳。原因是，正在服用抗精神病药物的来访者很难想象出丰富的形象。假设：精神病药物之所以有疗效，就是因为它可以阻断来访者潜意识中的想象，没有想象，自然就没有了消极的意象（当然，积极的也一样没有），没有了消极意象，也就缓解了心理冲突。他们内心的眼睛被精神病药物蒙上，眼不见心不烦，于是他们没有了烦恼。

第二节 和其他心理疗法的比较与结合

可以把意象对话的一些技术和其他心理治疗技术一起使用。

一、意象对话技术和其他技术结合

在做心理咨询和治疗的时候，可以把意象对话的一些技术和其他心理治疗技术一起使用。当来访者难以产生丰富的意象时，可以借用催眠技术，在催眠状态下加上使你会产生鲜明的意象的暗示，并在催眠状态下进行意象对话。

意象对话技术也可以和精神分析治疗技术一起使用。因为这个技术的理论基础大多来源于精神分析和其他心理动力学理论，所以它可以很好地和精神分析结合使用。

意象对话技术也可以和人本主义治疗相结合。特别是在格式塔治疗中，有许多促进来访者关注"此时此地"的小技术，和意象对话配合用很好。因为意象对话是一种想象，有个别来访者会沉溺于这种想象中，脱离现实，甚至容易混淆想象和现实。格式塔的方法就可以作为清醒剂，帮助来访者清醒，从想象中回到现实。

佛教密宗的观想就有些类似意象对话技术。例如，他们让信徒观想菩萨的形象，以帮助他们获得菩萨所象征的品质。但是他们指出，在观想结束后，必须告诉信徒，这些形象的本性都是"空"。

意象对话也一样，它需要来访者实实在在做想象，在想象时，把想象出的形象作为实实在在的事物。但是，在做完意象对话后，就必须告诉来访者，这些想象出的形象，不是开天眼看到的东西，只是想象而已。

来访者在"做梦"的时候要投入地做,"做完梦"就要醒过来进入现实世界。而格式塔的一些技术就很适用于唤醒来访者。例如,有一个小练习,是让来访者在八分钟内,不断地用"现在我……"造句。这个练习就可以很好地帮助来访者,让他们睁大眼睛看现实中的东西,让他们听现实的声音和感受现实。还常用格式塔疗法中的一个方法,就是让来访者用手摸周围的东西,然后感受不同东西的不同质感,并告诉我。这样,来访者的现实知觉也就被唤起。

意象对话和行为疗法也可以很好结合。例如,对恐惧症做治疗。

二、意象对话和其他疗法的异同

1. 精神分析

意象对话技术和精神分析关系密切。甚至可以说它是精神分析技术的新的分支和新的发展。因为是由精神分析的释梦技术开始,我们才把意象的分析和翻译引入了心理学,才会有意象对话技术。意象对话本身就是结合释梦技术和催眠技术的结果。不仅如此,意象对话是一种探索和改变人的深层人格的技术,对人格的深层的研究也是由精神分析开始的。而且,意象对话中的"心理能量假设"也来源于精神分析理论。

意象对话也同样接受精神分析的心理动力学的观点。但是,意象对话和精神分析也有不同。不同于精神分析疗法中的释梦,它针对的不是梦而是清醒时的想象,并且治疗者不解释意象的意义。精神分析疗法则是通过解释梦的意义,让来访者了解潜意识,从而取得治疗效果。另一个不同是,弗洛伊德认为梦是一种伪装,而意象对话技术认为包括梦在内的所有意象不是一种伪装的结果,而是原始认知的表现。

原始认知就是一种形象的认知方式。这个观点，和荣格的思想是一致的。

最大的区别，或者说意象对话的创新在于：弗洛伊德的精神分析是把原发过程的东西转化为继发过程，而意象对话是心理咨询师直接用原发过程做治疗。

2. 荣格心理学

意象对话和荣格心理学的相似之处，要远远大于和精神分析的相似。我甚至考虑过是否让荣格心理学收编意象对话技术。我基本上接受荣格的所有思想。

荣格和弗洛伊德表面上很相似，实际上有一个很大的不同。弗洛伊德虽然发现了而且重点研究人格的深层即所谓潜意识，但是，他的立足点是在意识，在理性思维。他所做的事情，也是试图用理性的逻辑的思维理解原始逻辑，掌握潜意识。有些心理学家批评弗洛伊德不科学，实际上他是充满了科学精神的，而且他的科学观是还原论的、生物学的。用形象的语言说，弗洛伊德看到了潜意识的波涛汹涌的大海（他说成是一大锅翻腾的汤），但是他自己是站在岸上的。

荣格不同，他下海了。他自己体验了潜意识、深层人格和集体潜意识中的原型。他的立足点在深层的人格中。弗洛伊德是用逻辑理解原始的非逻辑，而荣格是用原始逻辑本身理解原始逻辑。弗洛伊德在翻译，而荣格像原始人一样说话。

意象对话也一样，就是用意象、用原始逻辑来交流，所以它和荣格的主动想象技术很相似。甚至我一度怀疑它们是不是有不同，怀疑我是不是为了满足自己"我发现了新东西的欲望"而没有看到它们是一个东西。慎重思考后，我认为该技术和荣格的主动想象技术还是有所不同。

主动想象技术是来访者用内心独白方式独自想象，治疗者加以指导和解释。而意象对话技术则是咨访双方共同想象，通过意象进行交流。

我认为主动想象技术还可以翻译为"有生命的意象技术"。Activity有"活动的"意思，而这里另一个含义是它有生命，是活的。荣格和他想象的老人、先知以利亚交谈的时候，这个以利亚意象不是一幅僵死的画面，是一个生命，以利亚有以利亚自己的思想、情感和动机。

意象对话中的意象也是有生命的。不过，主动想象是一种内心交流，是内向的交流，也许因为荣格是一个内向的人。荣格可以告诉别人如何和内心中的意象交流，然后别人和他们自己的内心交流。而意象对话不是这样，意象对话是我和你的交流，是人际交流。是两个人内心中的有生命的意象之间的交流。

这和主动想象有一个不小的不同，这个不同带来一点新的侧重——侧重交流。于是，人和人之间的信息互动建立。

3. J.E. 舒尔的意象治疗

意象对话中吸收了 J.E. 舒尔（J.E.Shoor）的意象治疗的一些方法。J.E. 舒尔的意象治疗是一种人本主义定向的治疗。它主张每个人有他自己心中的世界，心理治疗者只有了解来访者的世界才可以帮助他。来访者意象被理解为来访者心中的世界。

不过意象对话和 J.E. 舒尔的意象治疗不同。J.E. 舒尔的意象治疗是让来访者想象，使治疗者了解其内心世界，作用类似于投射测验。在其治疗中的想象不具备治疗性质，他矫正来访者行为靠其他技术。而意象对话技术不仅可以让治疗者了解来访者，同时也是一种有效地促进来访者改变的手段。

4. 认知与行为疗法

意象对话不同于行为疗法中意象的应用。在行为疗法中，意象被当成实际情景的替代，例如在系统脱敏治疗中，用想象出的蛇的意象作为真蛇的替代，治疗对蛇过度害怕的恐惧症来访者。而在意象对话技术中，意象是有象征意义的。但是，意象上的改变和行为矫正结合是很好的。

第三节　一个重要提醒：误用意象对话的麻烦

意象对话是要进入人格的深层的，而进入深层就有危险，如走向神秘化、令人忘记现实等。

意象对话是要进入人格的深层的，而进入深层就有危险——心理治疗宗教化、神秘化的危险。对这个危险我倒是不太在乎，只要是对人有利，像宗教也没有什么关系。说到底，宗教也不过是一种传统的心理治疗。危险的是正如宗教修行中有走火入魔一样，意象对话也有可能"走火入魔"。作用于人格表层的心理治疗没有这样的危险。

在意象中见到了鬼神的形象，而且发现这些鬼神有他们自己的思想和情感，仿佛和"我"是相互独立的。于是相信，世界上真的存在鬼神。这就是一种走火入魔。

这个错误的原因是混淆了意象的世界和现实世界，把这一个世界的准则应用到了另一个世界。

在内心世界，在精神的领域中，这些形象可以说是"存在"的，就像说在逻辑思维中"正义"是存在的一样。但是，这种存在和现实世界中物质化的存在不是一回事。我们不会傻得说，"既然正义存在，你给我称两斤正义来。"正义是非物质化的存在，虽然它体现于法院的部分判决案卷中，但是不能说那些纸张就是正义。同样，鬼神的存在也是非物质化的存在。正义是逻辑思维的产物，鬼神是原始认知的产物，不是物质化的。如果把现实物质世界的准则用在这些形象上，认为鬼神是有物质实体的，这就是一种和"称两斤正义"一样的错误。

在意象对话中，出现了这样的错误，会引起情感上的反应（如恐惧）和认识上的迷信。一般人理解中的"真的存在"，就是一种物质化的存在，从这方面讲，必须说"鬼神是不存在的"。没有这个理解，没有对两个世界的区分，越做意象对话，就越容易混淆想象和现实，越容易丧失现实感。这是很危险的，完全丧失现实感就是重性的精神病。

另一个危险是被意象淹没，或者吓坏了，或者诱惑得失去了自我把握。例如，在意象对话中，鬼的形象是经常出现的。有的时候，想象中的鬼，样子十分恐怖，如果没有咨询师的指导和支持，来访者就有可能被吓坏。结果不仅仅没有达到治疗效果，反而增加了来访者的心理问题。与此相反，有时来访者遇到了一些很好的意象，例如想象中自己成了菩萨，结果来访者骄傲地以为自己是菩萨转世，这也会引起心理障碍。荣格就提出，如果人被"上帝原型"淹没，就会出现心理的问题，例如，人会变得很专断傲慢。他是不是怀疑弗洛伊德就被"上帝原型"淹没了？

总之，如果来访者被意象裹挟，就会失去对意象的把握；如果来访者被强烈的意象的能量洪流卷走，没有办法自控，就会使得心理状态失控。

意象对话还有一种危险，就是来访者沉溺于意象对话中的良好体验，而离开现实世界。他们会天天要做意象对话，而对工作、对爱情、对生活都失去了兴趣。有回避倾向的人尤其容易出现这个问题。

意象对话归根结底是一个受控的梦境。一个人在意象对话中可能很成功，这是好事，因为它可以使这个人的自信和勇气增加，在他以后的生活中，他有可能会得到现实的成功。但是，如果他仅仅是每天做意象对话，不去工作、恋爱，就得不到现实的成就。时间长了，反而会造成对生活的恐惧。因为他害怕，也许他的这些自信都只是在想象世界中有效，也许不能在现实中发挥作用。正确的意象对话必须和现实结合，意象对话中的成就必须"兑换"成现实的成就，才可以保证他真正自信。

人的心理是多层次的，多侧面的。意象对话是想象层面的，是属于深层的，是一种认知和情感结合的过程。人的改变，不能只在一个层次和侧面改变，要整个人格各层次、各侧面都改变才行。意象对话使深层次改变，这个改变可以使人的表层也随之改变。但是，如果一个人太沉溺于深层，不在表层生活，就会出现表层不变、深层变很多的情况，深层和表层的差异就会越来越大。当差距太大的时候，表层的人格就会决定"我不追赶深层人格的进步，因为我反正追不上"。这样，就会出现新的隔离。结果是表层不再改变。这样，深层的改变反而使这个人出现内部的新冲突，而且是消极的冲突。

心理可以分为认知、情感和行为三个侧面。意象对话可以直接改变认知和情感这两个侧面，但是它对行为没有直接的作用。如果来访者沉溺于意象对话而忽略了现实生活，在生活中没有行动，行为侧面就不会及时改变，不会和认知情感同步。这样，这三个侧面之间也会出现差距和分离。

任何药物都有副作用，意象对话不可能十全十美。有这些危险也没有关系，但是，必须有办法防范这些危险。针对第一种危险，解决的方法是多进行心理学的教育，要让来访者知道，所有的意象都是他内心的心理的象征。必要的时候，要做一些解释，让他看到这些形象是怎么象征具体的心理活动的。这样，就可以避免迷信。

一个来访者经常在幻觉中见到绿色的鬼，很恐惧。她怀疑自己有特异功能，可以见到异物。根据她的描述，判断出她的"鬼"是嫉妒情结的象征。于是我指出，这个形象象征着嫉妒，根据她的描述细节，很圆满地解释了这个嫉妒为什么是绿色的，为什么有这样的形象，而且，在帮助她减少了嫉妒后，她自己也发现，不需要驱鬼，这个鬼就不在了。而当她后来又一次产生嫉妒后，晚上又见到了这个绿色的鬼。这样，她就知道了这个"鬼"不是客观的存在，是她自己的嫉妒的象征。

对理解力强的人，可以讲讲荣格的"心理现实"概念。

针对第二种危险，关键是心理咨询师要掌握好节奏，不要速度太快，速度太快就容易出问题。要在来访者的定力提高到足够程度时，再引导他想象一些可能有危险的事物。另外，心理咨询师要做支持，让来访者看到身边的心理咨询师镇定不慌，来访者也就不会被可怕的形象吓坏；让来访者看到身边的心理咨询师不以为意，来访者也就不会因为想到好的意象而得意忘形。

有些比较深入的想象作业，一定要在身边有心理咨询师知道的情况下做。不要让来访者自己做这个想象，避免来访者自己做的时候失去控制。

第三种危险的解决，是要心理咨询师提高警觉。一旦发现这样的沉溺于意象对话的苗头，就停止做意象对话，改让对方做生活中的实际练习。帮助来访者做计划，让他把注意力放在实现生活中的具体目标上（例如考研究生、发财）。

　　我们不能不睡觉，不睡觉的人会困出毛病来。我们也不能总睡觉，总睡觉不起床也必然出毛病。在意象对话中做练习仿佛是睡觉，而实际生活仿佛起床，必须保持它们之间的平衡。

写给离异的女人—— 一边快乐，一边等待

　　参加过一次活动，除了作为心理学家出席外，其他人都是离异的女性，年纪都在 30 多岁。大家谈起了再婚难的问题。她们说，30 多岁的离婚男性和女性再婚的难度是差别很大的。男人 30 多岁可以找 20 多的小女孩结婚，20 多岁的女孩会看中他们的成熟、经济基础好，认为他们很有魅力；但是 30 多岁的女性则不同了，找比自己小的，不符合文化传统，自己都觉得不习惯，找比自己大的和年龄差不多的，对方更喜欢年轻漂亮的女孩子，不喜欢"半老徐娘"。于是有几个人便开始对男人进行声讨：男人太好色，男人不愿意负责任等。

　　因为我是一个心理学家，她们就向我讨教男人的心理，问我有什么办法可以让她们找到合适的伴侣。

　　我只是一个心理学家，不是一个神仙，当然并不能有什么神奇手段。我承认 30 多岁的离异者中，的确女性比男性再婚的困难更大一些——何况一般孩子跟妈妈的比较多，有孩子在身边，再婚的困难更大一些。

　　但是，我对她们提出一个心理小测验："想象你在一片草地上，看到一些蜜蜂。你想得到这些蜜蜂，你会怎么做？"我说："你的想象可以放开了想，不用管实际上可不可能。"

　　有人想象说："可以用一个竿子，顶上有一个细网，去捕捉蜜蜂。"有人说："可以用粘蝇纸，滴上蜜，粘住蜜蜂。"有的说："蜜蜂我

　　　　　　　　　　　　　　　　　　　　　　　自知

是不敢抓的，会刺人的……"

我说："还可以想象自己变成一朵花，想象自己像妖精一样会变化，变成花，很美而且很香，蜜蜂自己就飞过来了。"

她们想了想，然后有一个人说："残花败柳了。"

一个人说："我只能想象自己是一棵树，树下有一朵花。"

我很高兴，问她："这朵花很美吗？"

她说："很美，含苞待放。"

"含苞待放"，我奇怪了，因为这象征着她的心理年龄非常年轻，而这个女性不管怎么都不是一朵含苞待放的花可以形容的，于是我问："这朵花可以让你联想到什么？"

"就像我的小女儿一样可爱。"她回答说。

"原来是代表你的女儿。"

这个测验，我是在测验她们对待异性的态度。用网捕捉蜜蜂，代表一种和异性交往时过于主动的态度。实际上这样说的这个女性的确有点让我不舒服，她的服装很艳丽，她和我交往的态度太热情。我甚至在私下里听过别人很不恭敬地说她"妖婆"，说她会用诱惑的态度和青年男子交往。用粘蝇纸代表一种"粘人"的态度，代表过于依赖的态度。而害怕蜜蜂刺则代表着对男性的恐惧。

所以，我委婉地指出，她们之所以再婚困难，固然有客观的原因，但是自己的态度上也是有一些原因的。有的离异女性对以前的丈夫还念念不忘，影响了以后的择偶。女人在感情上，天生就比男性更执着一些。有的是在离异后，又想到了对方的一些好的地方。这样，再选择时，就会拿现在的男性朋友和原来的丈夫比，而且发现："还不如以前的那个呢！""我怎么能找一个这样差的，让前夫笑话我！"

但是她们没有意识到，她们的态度是偏颇的。实际上她们的前夫既不像没有离婚时她们认为的那么坏，也不像现在她们认为的那么好。现在她们想到了前夫的好处，不过是恋旧心理作怪而已。提醒自己这不过是恋旧，就可以更公允地看到现在的男朋友的好处。

有的离异女性念念不忘的是前夫的坏处，离婚很久还不忘声讨前夫是多么无情无义。这同样是一种留恋的表现。要知道，过去的是是非非，是没有办法完全讲清楚了。声讨前夫的女性，潜意识中似乎还要告诉对方，"是你把我害成这个样子的"，似乎要让自己的生活继续孤单、痛苦，好让对方有内疚感。实际上，这样做除了耽误自己的未来，没有任何用处。她们潜意识中希望对方良心发现、回心转意的事情几乎是不会发生的，因为这样的怨恨心理会使对方逃开。

有的女性更是严重，她们不仅是怨恨前夫，而且把怨气发泄到所有男人的身上，在她们口中的男人浑身是劣根性。这样的女性，男人自然是逃之唯恐不及。

有的女性因为离婚而失去了安全感，而且很自卑，感到自己人老珠黄，所以不相信还会有人爱自己。因为自卑，灰头土脸，自然也就难寻佳偶。更何况女性离婚后，有的生活压力很大，带孩子也不容易，更是显得自己的身上越来越没有光彩。

有的女性把全部的精力和注意力都放在孩子身上，把全部的未来寄托在孩子身上，这不仅会失去自己的生活，而且会给孩子的生活带来太大的压力。一切为了孩子，就会过度关注孩子，这对孩子是有害的。

还有一样重要的东西，就是离婚后性生活的缺失对女性的影响。有过婚姻的女性对性爱的需求比未婚女性大得多。没有性爱，有的女性会在情绪上受到影响，例如变得暴躁、焦虑、易怒，或者会对异性太积极。这些行为反而会使男性感到受不了，这样的女性会减少自己和异性交往成功的可能性。

　　　　　　　　　　　　　　　　　　　自知

我的建议是：离婚女性采取的恰当的态度，应该是让自己成为一朵美丽的、盛开的鲜花，不需要去追捕蜜蜂，蜜蜂也会自己来到。当然，她不会知道她喜欢的蜜蜂会何时来到，那是机缘决定的，但是在她等待的时候，她不是焦躁的，而是快乐的。她是美丽的，而且在散发着自己的芳香。

　　具体地说，做美丽的、盛开的鲜花象征着的态度是：在这个没有婚姻的阶段，女性应该让自己生活得更快乐。要消除自己在心里"离开男人的生活就不会完满"这类想法。让没有男人的生活有滋有味。不要让生活的压力淹没自己。可以把周末做家务的时间压缩，多一些时间休息并去娱乐，如读书、找朋友、去公园或去跳舞。可以想一想什么是自己最喜欢干的事情，每周留一些时间做这个事情。要改变女性希望让别人（一个男人）给带来快乐的习惯，学会独自快乐。

　　自卑和抑郁的情绪可能会使一个人"懒得去玩"。对付这种情绪的方法是，强迫自己多活动，人一旦动起来，抑郁自然就会消退。不论一个人做什么，只要让自己专注投入，就会对它有兴趣。有兴趣，就会焕发出光彩。

　　当一个女性生活得很快乐时，她就是盛开的鲜花，她就有了魅力。她的魅力会吸引异性，就像花香。我感觉如果女性的性要求不能满足，那么在她焦躁地想要满足的时候，容易表现为焦躁和易怒的情绪；如果没有焦躁，抱着一种"让我的花香散发，随便蜜蜂什么时候来，即使是在等待着，我也在欣赏自己的美丽"的态度的时候，那么性的不满足反而使她对男性很有吸引力。

　　爱神的性格很有意思，你越是觉得没有他就活不好，你越难以得到爱；而你如果觉得没有他，自己也一样会活得很好的时候，他就会追在你的后面。

　　快乐的人才美丽。让自己快乐吧！一边快乐，一边等待。

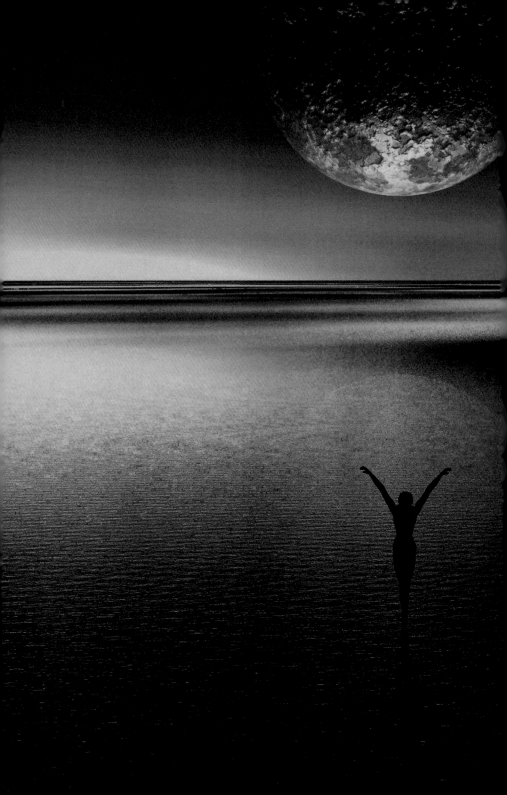

拥有
变好的力量

下篇

第十章
用心品味世间百态

心理咨询与治疗既是科学，也是艺术。治疗的原理和原则是比较容易说清楚的，但是要成为一名优秀的心理咨询师或心理医生，有许多体验是说不清楚的。只有在治疗中，细心地体会揣摩，才可以逐渐地驾轻就熟、从容不迫。而且人生的种种，喜悦悲哀、忧伤苦痛、心心相印的知己之感、辗转反侧的忧虑……是要心理学家用心感受的，而不是仅仅懂了心理学理论就可以了。

意象对话中尤其是如此，意象对话是心和心之间的语言。所以学习它的前提是要有心，要用心。

用心体会意象对话，就时时会感到有所得，因是心所得，故称"心得"。心不是像头脑那样有条理的，所以本部分的内容也没有太多条理。瓜棚豆架于现在的我们是比较难得了，不过在夏夜的小吃摊上，两三好友还是可以漫谈心理的。

第一节　全身心地学习：勇气很重要

来访者的意象常常是很可怕的，有鬼怪、有猛兽、有敌人……心理咨询师需要有勇气，才可以感染来访者。

学习意象对话不仅仅是学习知识，而且是整个人全身心地学习，是学习心理学，更是学习做人。要学意象对话，说容易很容易，说难也很难。

假如你受过精神分析的训练（不仅是读过精神分析的书，而且是受过实际训练，被分析过），熟悉梦的解析的方法，有心理咨询和治疗的经验，最重要的是心理健康，你可以在很短的时间里学会。不过有这些条件的人在国内大概非常少。精神分析的书读过的人应该不少，但是被实际训练过并被精神分析师分析过的人就非常少。

如果你不具备这些条件，学会意象对话就比较难。首先要学懂心理能量学的基本道理。然后需要学习解梦，因为梦是天生用来让你练习分析的意象。

一开始学习的时候，你可能觉得梦是荒谬绝伦的。但是，仔细分析后，你会发现梦的原理。你会发现梦和生活中的事情有紧密的联系。

梦释得多了，很多意象你就熟悉了。例如，在梦中你经常见到丑陋的老太婆，大多是出现在噩梦中。即使你不知道这个意象的意义，你也知道她是令人恐惧的。在做意象对话的时候，如果被引导者想象中有一个这样的老太婆，你至少知道他也许是有所恐惧。

意象不是"脑子里的一幅画"，一个意象不如说像一个"想象世界中的，外形会变化的人物"，或者一个"妖精"。熟悉了这些"人物"，知道他们的性格、变化方式，在意象对话中就可以"认出"他们。

了解意象很重要，但是更重要的是，必须培养出心理咨询者和治疗者应有的素质，即共情能力、有勇气、宽容。

我特别看重的是"勇气"这个品质。意象对话的世界虽然是一个想象的世界，但是也经常会遇到非常恐怖的形象，如果你恐惧了，对你是不利的。很多时候，你的恐惧的表现是很难被发现的，但是它已经在阻碍你的成长。就像前面提到的例子，被引导的人说，他觉得有一点冷，引导者就去关上了空调。在表面上，这和恐惧没有什么关系，但是实际上，这就是被引导者先恐惧了才觉得冷，而引导者也被他的恐惧感染，才避开了继续探索的机会，用关空调的行为打断了意象对话。

意象对话中的恐惧，实际上是害怕面对自我，害怕了解自己的弱点，害怕正视自己内心的需要。克服这个恐惧，需要的勇气比起面对外在危险的勇气有时要大很多。例如，陷入黑社会的人，要打架需要勇气，要承认自己良心对干坏事不安也需要勇气，后者比前者也许要难很多。

当然，勇气虽然重要，但是也不可以莽撞。意象对话是深入人的内心的，有时会遇到一些危险。越是深入探索内心，危险越大。在我自己的探索中，有过诱发自己出现类似精神病的体验。当时的心理状态，可以说很危险。假如措置不当，可能走火入魔成为真的精神病。如果心里还有一些冲突，务必不要做太深的意象对话。我们不能因噎废食，不做意象对话，也不可以轻易尝试太深的意象对话。

为什么勇气在意象对话的心理治疗中特别重要呢？就是因为做心理咨询的人自己必须非常有勇气，才可以用这个勇气感染来访者。来访者的意象常常是很可怕的，有鬼怪、有猛兽、有敌人，正是因为他们内心中的东西这样可怕，他们才会有心理障碍。心理咨询师假如也害怕了，又怎么增加来访者的勇气？

另外，心理咨询师自己必须通过训练和自我分析，解决自己心理上的问题。如果你自己在某一个方面还有问题，在意象对话中，你这个问题很容易暴露给来访者。这样，来访者就会很担心："你自己还有问题呢，怎么能帮助我？"心理学家虽然不可能成为神人、圣人，但是至少心理应该比一般人健康。而这往往是需要长时间的自我修养和训练才可以达到。

除非现在就是一个优秀心理咨询和治疗者，否则建议最好还是找一个已经会这个方法的人做老师，进行实际教导。

第二节　凤凰的诞生：完满的女人光彩耀人

凤凰并没有绝迹，她生活在一些优秀女性的心里，是完满女性人格的象征。

偶尔为一些选美的女孩子做心理训练，我让她们做了一个小意象对话。让她们想象到了一片草地上，看到周围有树木池塘，还有一些动物。我问她们，她们看到的是什么动物？

她们想象的动物很多，从飞禽到走兽，从鱼到昆虫，甚至连独角兽都出现了。这些动物代表了她们的性格。想象兔子的，果然是一个很温顺的女孩；想象鹰的，当然有花木兰的英气。谁将是未来的冠军呢？我在猜测。当时我想，可惜没有一个想象出了凤凰的，否则，我一定要把赌注押在她身上。

生物学家说凤凰是一种传说中的动物，现实中没有存在过，而古人却说他们见过凤凰，历史上也记载了凤凰出现的事情。也许，这些记载是不可靠的。因为有的时候，为了讨皇帝的喜欢、拍皇帝的马屁，地方官会假报有凤凰出现。历史上的地方官为了升官，是什么弥天大谎都敢撒的。但是也可能真的有人看见过。也许凤凰是古代的人对其他鸟的误认，或许是不认识孔雀的人会把它说成是凤凰。再不然就是凤凰是一种古代确实有的动物，只是后来绝迹了……但是，在做意象对话技术后，常常会感慨地说："原来凤凰并没有绝迹，她还活在这个世界上。"

你可能在今天就可以在朋友的家中见到一只凤凰。只不过，这只凤凰在肉眼看来，看不到它有翅膀，也看不到有美丽炫目的羽毛，听不到它的鸣叫。在你的肉眼中，它也是一个人的样子。但是，这个人绝不会没有引起你的注意。因为她身上有一种无形的光彩，仿佛凤凰炫目的羽毛；因为她的言谈娓娓动听，仿佛凤凰的鸣叫；因为她有不俗的气质，仿佛可以飞上天空。

我说的凤凰是在意象对话中有着凤凰意象的人。

凤凰并没有绝迹，她生活在一些优秀的女性的心里。凤凰的象征意义是完满的女性人格。虽然说作为一种动物，凤凰假如存在过，应该也是有雌有雄的，据说雄的称为凤，雌的称为凰，但是作为意象象征，她是女性的。因为凤凰是一个完满的人格象征，所以是不经常出现的。只有心理很健康的女性，或者一个女性虽然还有些不完满，但是在某一心理状态很好、很快乐的时刻，才容易想象出凤凰的意象。中国那些接近自我实现的女性，是不是在意象中大多会有一个凤凰呢？我没有足够的研究，所以不敢擅下结论。

凤凰是一个组合的形象，中国人说，"凤凰头像鸡……"组合出的凤凰实际上在心理上的象征意义是：只有把一些不同的心理特质有机地结合在一起，才会形成完满的人格。在这个意义上，凤凰和荣格心理学中分析过的曼荼罗意象有共同之处，都是一个有机的结合体，代表的意义也有相似之处，都代表完满。

我很有兴趣地告诉大家我的初步发现，就是如何"合成"一个凤凰。或者说，凤凰可以由什么鸟做父母生下来。我第一次发现的凤凰，是由一只鹰转变而成的。想象出这个凤凰的女性在意象对话过程结束后非常地惊讶，因为在她的知识中，凤凰应该是一种很温顺的鸟类，美丽、善良，而鹰是一种非常凶猛的鸟类，凤凰和鹰应该没有任何相似之处。所以她不理解鹰的形象为什么可以在她的想象中变成凤凰。

但是我没有这样惊讶，因为我隐约记得，在某个少数民族的传说中，好像就说凤凰是鹰变的。传说中有的东西，必然有心理象征的意义。后来，接触到了许多想象中的凤凰意象。我发现了鹰是怎么变成凤凰的——它必须和另一个性质不同的鸟结合，通常是和鸽子结合。我几乎要强力介绍这个"配方"，我感到这是我的一个重要发现：鹰如果和鸽子结合，就会成为凤凰。我有许多事例证明这个"心理化学"的发现。几乎可以说屡试不爽。所有做意象对话的人（女性）都不知道我的"合成凤凰配方"，而她们不结合则已，把鹰和鸽子意象结合后的结果都是凤凰。至今未见例外。

鸽子象征着温和、善良、合群、纯洁，但是有时自卑、软弱、依赖性强。鹰象征着自信、坚强、独立、刚烈，但是有时傲慢、自私、缺少同情心。可以看到，这两种鸟的性格正好是相反的，一方的不足恰好可以被另一方的优点补足。鹰在鸽子那里得到和平的精神和爱心，鸽子在鹰那里可以得到强大的自我力量，于是，最完善的性格，凤凰诞生了。凤凰有鹰的自我力量，她的嘴是鹰的嘴，象征着勇敢坚强；她也有鸽子的爱心，这体现于她美丽的羽毛。凤凰的鸣叫是动听的，这是鸽子的优点；而同时这鸣叫有"百鸟之王"的威严，这是鹰的王者风范。鸽子和鹰的优点有机地结合在了一起。

试举一个例子。这是在有 100 多位心理学工作者在场旁听的情况下的心理咨询培训班，我在讲释梦的心理学技术。一位女士讲述了自己的一个梦的片断："我梦见一只鹰，又像一只鸽子，飞过来，变成了一只凤凰。这个凤凰掉进了汤锅，被煮熟了……"

我分析，这位女士是一个有两种性格侧面的女性。她有鸽子的性格，也有鹰的性格，她也曾经把这两种性格特点结合得很好，获得成功，但是"凤凰掉进了汤锅"，也就是说，她感到被家庭琐事（汤锅象征着做饭等家务）埋没了……

这位女士证实了我的分析，并列举了自己曾经有过的成功。还说事业和家庭的矛盾正是她现在的困惑，"凤凰掉进汤锅"，是她现在生活的最真实的写照。

这里不讨论她的心理困惑，只是可以看到，凤凰是怎么合成的。我相信凤凰的"合成配方"绝不会只有这一个，但这个配方是最常见的。有凤凰意象的女性性格柔中有刚，善良而不懦弱，见到过她的人，都会被她焕发的光彩所吸引。有这个意象的女性，最容易成功。

第三节　卜德班希米拖的成与败：谈共情

完美的共情中，咨询者在自己身上，体验到所有来访者的感受。

有一部文学作品，描写音乐大师约翰·克利斯朵夫来到小镇，小镇的歌手卜德班希米拖高兴地为他演唱约翰·克利斯朵夫的歌曲。这个卜德班希米拖是一个外形粗蠢、又笨拙又庸俗的胖子。一开始约翰·克利斯朵夫很难过地想："唱我的歌的难道就是这个怪物吗？"

但是听后，约翰·克利斯朵夫吃惊地发现，"胖子的声音美极了"，而且这个又笨拙又庸俗的家伙竟然可以传达出他的歌的思想。约翰·克利斯朵夫大为赞叹。可是卜德班希米拖得意忘形，开始在约翰·克利斯朵夫的歌中加一点表情，也就是说把他自己的表情代替了原作的表情。约翰·克利斯朵夫就受不了了。

看卜德班希米拖一开始的成功和后来的失败，对我们体会心理咨询和治疗中的共情颇有帮助。

一开始的卜德班希米拖自己唱歌时没有加表情或者说感情，但是他的歌中却有感情。这个感情是谁的？如果说是卜德班希米拖的，那么实际上不仅他意识中完全不懂约翰·克利斯朵夫的歌曲的感情，他的潜意识中也没有展现这样的感情，后一点有约翰·克利斯朵夫的观察为证。如果说，这感情只是在歌曲中有，也不对，因为约翰·克利斯朵夫发现，如果是职业歌唱家唱他的歌曲，是唱不出这些热烈的感情的，而卜德班希米拖可以唱出来。

后来卜德班希米拖试图唱出感情时，却没有了歌曲的感情，又是为什么？

我想，很少有人注意到一点，那就是在我们身上发生了感情，我们感受到的感情，不一定是我们自己的感情。别处的一个感情仿佛别的琴奏出的音调，有时会和我们自己的琴的频率相近或相同，这个音调就会在我们心中引起共鸣。这个共鸣是在我这个琴上响起来的声音，所以它不是在我之外的，但是这个共鸣也不是我的音调，因为不是我弹奏的。当卜德班希米拖唱的歌中什么也不加的时候，他是琴，歌曲中的感情通过他而传出。当卜德班希米拖试图加表情时，便有了他自己拙劣的表演，歌曲的感情就被淹没了。

心理学家所谓的共情，就是当我们把自己调协到来访者的频率，自己不弹出任何声音的时候，来访者的声音在我们身上的共鸣。完美的共情中，咨询者在自己身上，体验所有来访者的感受。心理咨询师体验这个感受，没有任何推测，因为这个感受是他亲自感受到的，但是他也知道，这不是自己的感受，是来访者的感受。

没有领悟的咨询者会犯的错误之一是：以为共情就是努力去理解来访者，让自己产生和来访者一样的感情。这可以比作一个人听着别的琴的声音，然后自己弹奏自己的琴，力争和那个琴声音一样，无论他多么努力，总不会完全和别人一样。咨询者发现，自己有时很难让自己的感情和来访者一样，因为自己的价值观、自己的人格、自己的情结都和来访者不一样。这时咨询者会产生困惑："假如来访者是一个可怜的人，我还可以共情；假如来访者是很不道德、很卑鄙的人，我没有办法共情。"在他看来，共情就意味着他自己的感情和来访者尽量一样，而这的确是很难的。我们怎么可能让自己和一个自己非常讨厌的人感情一样呢。

共情不是模仿来访者的感情。没有领悟的咨询者或许会走另一个方向：既然不可以让自己和来访者一样，那么就干脆摆出心理咨询师的身份，保持情感上的距离。这样更不会有共情。

在共情中有一个说起来好像很矛盾的东西，一方面，必须"体验来访者的体验，亲身感受这个体验，让这个体验'就是'自己的体验，完全让来访者带走"。另一方面，必须不沉溺于这个体验中，必须完全不被来访者的体验带动，必须和来访者一样痛苦的同时完全没有痛苦，因为这不是我的痛苦，虽然是我在体验。有前者没有后者，你就会被来访者传染，和他一样抑郁、一样痛苦而找不到出路；有后者没有前者，就会和来访者"隔着一层"。

看金圣叹评论《水浒传》，说过类似这样的话："当施耐庵写英雄武松的时候，他就是武松；当施耐庵写荡妇潘金莲的时候，他就是荡妇；当施耐庵写马泊六王婆的时候，他就是王婆。"施耐庵的身体是不可能变来变去的。但是，施耐庵的心在写武松的时候就是武松的心，写潘金莲的时候就是潘金莲的心。当然，施耐庵不会因为写潘金莲，就变成迷恋男人的女人，因为在"是潘金莲"的同时，他也还是文人施耐庵。

用心理学的术语说，施耐庵在写作的时刻，就是和角色共情的时刻。

第四节　河水和渠道：条条河流通大海

我如果要刘邦、项羽放弃争天下，需要让他们知道自己真正要的未必是当皇帝，而是那种被别人高度尊重时的愉快感受。

在走过石景山雕塑公园时，突然产生了一个念头：如果可以到这里散步多好呀！现在这个公园是不收费的，过去虽然收费，也不过是收三毛钱，似乎没有什么障碍不让我去这里散步。但关键是我太忙，忙到很难找到散步的时间。近期，我每天白天的时间都被占满，不可能有时间去散步，哪怕只是一个小时。

去雕塑公园散步成了我的一个心愿，我像一个儿童想着玩具一样想着雕塑公园。

就用它做一个分析。去雕塑公园是我的一个小小的心愿，而人们还会有很多大的心愿。例如，一个贫困山区的孩子，偶然有一次进城，而且坐了一次高级的奔驰轿车，他有了一个念头："也许我考上大学，以后也可以有这样的轿车。"这就产生了一个心愿。刘邦、项羽见到秦始皇出游时的气派，一个说"彼可取而代之"，另一个说"大丈夫当如是也"，这是他们的心愿。

雕塑公园就是我心中形成的一个意象，它有一个象征意义，象征着闲适、休息。我渴求休息和闲适的快乐，这个渴求的能量就附着在这个意象上。

同样，秦始皇出游的意象也成为刘邦和项羽心中的一个象征性意象。当这个意象形成，人们就追求它。当这个意象成为现实，相应的能量也就得到了疏泄。

假如我没有去成雕塑公园，而去了另一个公园，如八大处公园，结果会怎样呢？也许我不满足，因为我觉得我的心愿还没有完成——我没有去成雕塑公园。

因为我要休闲的欲望的能量大多附着在雕塑公园的意象上，去八大处公园，这个能量不能疏泄。

雕塑公园的意象就像是一条河床，连通了两个事物：雕塑公园和我的休闲快乐。能量之水流通过这个河床流向大海。假如我去了其他公园，而且在我心中，这个公园没有和休闲这个意义结合，那么要休闲的能量就没有办法疏泄，因为"河床"太浅。行为主义者所说的学习过程就是形成"河床"的过程。他们发现，如果一个人用一种行为满足了一种需要，以后，当他有这个需要的时候，他就会更愿意使用这种行为。

"一个孩子晚上上床后有哭闹的行为，她的父母就到她的房间里安慰她。结果，这个孩子睡觉时哭闹得更频繁了。"[17]用哭闹可以让父母来安慰，所以这个儿童要得到安慰的能量是用哭闹来疏泄的。每一次疏泄成功，这个哭闹的"河床"就更深了一些。她不知道也有其他的获得父母安慰的方法，就像我的潜意识不知道到八大处公园也一样可以休闲。

当可以到其他一样好的公园，而我得不到愉悦的时候，就需要心理咨询。心理咨询可以帮助我悟到：我要的实际上不是雕塑公园，而是休闲。这样，我回到了这个河的上游。然后，我告诉自己，八大处公园也一样可以休闲，条条河流通大海。这样，我让能量流向新的河道，建立了一个新的象征。也可以找到八大处公园和雕塑公园的相似处，例如，它们的池塘相似，都不大；它们的树木相似……这样，也可以通过这两个意象的相似把能量由雕塑公园转到八大处公园。

如果要刘邦、项羽放弃争天下，所用也只有同样的方法。让他们知道自己真正要的未必是当皇帝，而是那种被别人高度尊重时的愉快感受。而除了做皇帝，也有一些其他方法可以达到这个目的，例如成为一个圣贤。进一步，可以帮助他们知道，归根结底他们要的是快乐，除了做皇帝，还有其他方式也可以得到快乐。当然，这只是理论，实际上做到这一点几乎是不可能的。

一个意象、一个象征实际上就是一种满足需要的具体方式。在不同的文化中，有不同的象征，就是有不同的满足人的基本需要的方式。人的基本需要在各民族都是基本相同的，满足它的方式是可以不同的。不同的文化就是不同的象征体系。例如，人都有一种追求人生意义的需要，有一种追求终极价值的需要。为满足这种需要，西方人就创造了一个上帝的形象。而我们民族创造的则是玉皇大帝、太上老君等形象。人都有对正义的需要，西方人让天使来裁断人的善恶，而中国人则创造一个"阎王"或者"包公"的形象。

从宏观上，每个民族都有自己的象征和意象体系；从微观上，每个人都有自己的象征和意象体系。例如，林黛玉的意象体系中，贾宝玉就是"理解、爱和关怀"的象征。所以一旦失去，她就会非常痛苦，却没有想到实际上贾宝玉不过是一个意象，是疏泄自己情绪的众多可能的"河床"之一而已。

第五节　咬住和挺住：面对恐惧意象的态度

"咬不住"是放掉了心理改进的机会，在恐惧时"挺不住"中途退避，原本的恐惧则会加强。

心理学家接近来访者问题的核心的时候，由于阻抗，来访者会绕开、会迷惑心理学家，会用种种方法让心理学家离开关键所在。心理咨询和治疗者要知道怎么咬住。所谓咬住，就是如乌龟咬人一样，死不松口。

我的经验就是看心理学家有没有功力，没有功力的心理学家一松口，来访者就逃走了。再想抓这个问题，就有得好等了，机会不是天天有的。另外，就是在来访者的情绪——恐惧或者愤怒很强烈的时候，心理学家能不能挺住，这也是关键。所谓挺住，是任凭对方风起浪涌，我能做到方寸不乱。

有一个来访者，他的问题是对权威比较恐惧。有一天，来访者想象中出现了一个情景：他在一个黑暗的深海中，遇到一条可怕的怪鱼。

这条怪鱼有巨大的嘴，牙非常锋利，舌头很大，舌头上居然也长着牙齿，牙齿中间也有舌头，没有皮肤……

来访者对怪鱼有些恐惧，他问："我是应该避开它，还是和它战斗？"

避开是直接的恐惧，战斗则是把恐惧转化为愤怒。这都不是很好的方法。相对来说，愤怒比恐惧稍稍好一点，但是，在愤怒和战斗的背后，依旧是恐惧。

我告诉他，最好不避开，也不战斗，就站在那里不动，看这怪鱼能怎样？他很不安，说："万一这条怪鱼咬我怎么办？"

"你站着不动，它不会咬你。只有你表现出恐惧，它才会咬你；你不表现恐惧，它肯定不会咬你……就算咬也没有关系，这不过是一个想象，咬死也不要紧。对吧？"

他还是很不安，说："我还是想打它一拳，打碎它的牙齿。"

"不行。"咨询师说。

他说："这条怪鱼扑向我了，它的嘴就在我胸口前面。"

"不要紧"，咨询师说，"它不是没有咬你吗？"

"不过，它把嘴张得很大。我还是想干脆打死它算了。"

这是不可以的，因为这条怪鱼是来访者心中一种力量的象征，它是不可能被"打死"的。"打"是一种来访者常用的方法，是用愤怒和攻击来回避恐惧的心理防御机制。不能让他继续使用它，要让他学习新的方式，就是面对自己的恐惧，决不退缩。

"不要打，你就这样看着它，看它会怎样？"咨询师说，"同时你放松自己，放松全身的肌肉，放松。"

"我还是害怕它咬我，我还是走开吧！"他说。

"不，放松。"

就是这样坚持了一个多小时，来访者说："那个怪鱼自己走开了。"这次咨询成功地结束。怪鱼走表明来访者心中的积极力量在和消极力量的对峙中获得了胜利。

如果没有干扰，恐惧的自然发展是一个山形曲线。先是越来越高，后来达到一个最高点，然后，它就会自然下降。只要面对恐惧，不退避，不做任何事情，恐惧就会减少。当恐惧减少，想象中的那个可怕的东西不论怪鱼还是恶狼，都会自己走掉。

挺住了，雨过天晴；挺不住，草草收兵，后果更坏过咬不住。因为咬不住不过是放掉了心理改进的机会，而在恐惧时挺不住，中途退避，患者的恐惧会加强。下一次战胜恐惧会更加困难。

第六节　从抱怨丈夫的妻子说起：从能量之河"引流"

妻子心里有两条能量之河："丈夫好"的能量河流量很小，"丈夫不好"的能量河流量很大。

有个妻子经常抱怨丈夫。丈夫本来想让妻子说自己好，妻子却联想到了丈夫的缺点。

这是所谓相反的事物相感应和吸引。在妻子的心里，有两个能量之河。"丈夫好"的能量河现在的流量很小，"丈夫不好"的能量河现在的流量很大。这样一联想，注意力就从"丈夫好"的能量河转到了"丈夫不好"的能量河，这很自然，因为后一条河能量多。能量多的当然要更有力。

这样，后一条河并吞了前一条河的能量。妻子说："他从来不做家务。"

"从来不……"显然不是事实，这说明能量的并吞完成了。

这时她遇到了一个认知行为派的心理咨询师。

"是从来不做家务吗？"他问。

"当然。"

"一点点都不做吗？他一次饭都没有做过吗？"

"一次都没有。"

"洗过碗吗？"

"没有。"

"一次都没有吗？"

"次数太少了。"

心理咨询师在两河之间筑起隔离坝，保护小河不被侵吞。

"也就是说，虽然次数很少，但是有时会洗碗？"

"虽然有时洗碗，但是次数太少。"

"虽然少，还是洗过的？"

"这倒是。"

……

这个阶段有一个转向，注意力放在了小河上。这转向就是"虽然少，还是洗过的"这句话。

下面的事情就是用行为方法加强小河。

"什么时候他会洗碗？"

"他高兴的时候。"

"他洗碗了你会怎么做？"

"他洗得根本不干净，所以我会批评他。"

"他洗碗，得到的是批评，下一次自然不愿意再洗。你可不可以这样，不论他洗得怎样都表扬他一下，或者吻他一下。下一次，如果他洗得更干净一点就再吻他一下，逐渐让他喜欢洗碗。"

……

这就是在深化小河，小河越来越深，变成大河，就把能量之流从另一条河中引了过来。

妻子对待丈夫是这样，母亲对待孩子也是一样。

现在的父母对子女都寄予了很高的希望，希望子女能学习成绩优异，将来考上好的大学。父母的希望过高，子女的压力也就很大。即使做子女的很想满足父母的期望，也很难做到。在子女不能满足父母的期望时，父母往往容易犯像刚才的妻子一样的错误。我就经常听到做父母的这样说自己的孩子："我的孩子简直没有什么优点。"

除了少数大奸大恶之辈，没有一个人是没有优点的。他们的孩子不是希特勒，怎么会没有优点呢？他们是想孩子的缺点太多了，在他们心中，孩子的缺点把优点淹没了。而父母不停地批评，也淹没了孩子的自信，渐渐地，他们自己也认为自己没有优点，他们成了失败者。他们自暴自弃，不好好学习，或者产生心理障碍，或者产生品行障碍。

如果有一个外星人在场，他们肯定感到非常奇怪：这些渴望自己的孩子成功的父母，却用他们的批评和指责，日日夜夜地坚持努力做一件事，那就是毁灭孩子的自信，费力地把他们推向失败。

要挽救这些孩子，和对那个丈夫一样，先找到孩子身上的一些优点，一点点就可以。然后，逐步加强扩展这些优点。优点的星星之火，也可以燎原。

第七节 和心说话：你的心不会欺骗你

心是有不愿意自欺的一面的，而且这一面可以准确地了解真实情况。

在意象对话中，我们说人有三个心理活动中心区：头部象征着理智和逻辑思维，胸部象征着情感，而腹部则象征着生命力、本能或者性。

意象对话是和心说话。心理学家要找到和心说话的感觉，才可以算是合格的心理学家。如果一直在和头说话，那是在讲道理，不是心理咨询。要感觉出，对方的话是心在说，自己是用心在回答。

和心说话，用意象比较容易，但是只要能找到感觉，也未必需要用意象。我感觉心和头脑相比，认知比较简单。因为它和人的感受紧密相连，它不容易被花言巧语欺骗。但是，当感受被误解时，它又极容易出错。

这是一个怪东西。要解决它，需要理解，需要揭示真实，还需要重复表达。一次表达是不够的，因为表达不仅仅是要得出结论，表达是要消弭情绪。一次往往是不足以消弭情绪的。

有一个例子。一次，我在学校做讲座，效果还可以。讲座结束后，掌声也比较热烈。但是，和过去其他的讲座比气氛差距很大，其他讲座时的气氛是热烈的，而这一次不是。坐在第一排的妻子不满意。她说："你这次讲得真是不好，我不理解为什么别人鼓掌。"我感到被挫伤，为了挽回，我说："总不会是完全不好吧，总有一点优点吧。至少发言的声音还不错。"妻子说："就是这次的声音差。"我感到更受挫伤。这表示我一无是处。

为了解决我的情绪问题，首先我必须理解这个情境。我回想讲座时的情景，判断这次讲座究竟如何。心是有不愿意自欺的一面的，而且这一面可以准确地了解真实情况，不可以被欺骗，哪怕是善意欺骗也不行。我问我的心，结果心说这次讲座还可以。证据是，我在听众中发现，有一些眼睛是一直和我对话的，其他多数人也都在认真地听，有交流就说明他们对我讲的东西有兴趣。

但是，心必须解释，为什么妻子会说这次讲得很差。它必须给任何信息一个解释。我认识到有一个可能的原因是，以前我做讲座，听众回答问题，笑，议论，气氛很活跃。这个学校是纪律很严格的学校，学生都很安静，所以感觉上气氛不活跃，而且，讲座安排的时间是在政治报告的后面，所以大家也比较严肃。

于是我把这些告诉她，她听了以后，觉得有可能是这样。因为她的位置是第一排，看不到学生的表情，从声音上感觉，现场当然是很沉闷的。她也表明了为什么她那样说。其中有夸张："说你连声音都不好，一无是处，是因为我对这个主办的学校不满，有情绪，是因为我要宣泄情绪。"

我知道了真实情况，而且这并不是一个很坏的情况，我的能力没有被否定。本来这应该是结束了，但是，我还要求说："那么你说，这次我并不是很失败，对吧？"

我当时要求这个保证的行为，在理智上是很好笑的，但是在情感上是很必要的。因为，只有对方亲口说出来，我才会在情绪上得到满足。而且说一次还不够，要说几次才好。我可以感觉得到，在对方说的过程中，我的沮丧情绪在逐渐消失。直到这个情绪完全消失，这个过程才结束。

心理咨询时也是一样，必须能感觉到情绪的转化，要做心理分析，

　　　　　　　　　　　　　　　　　　　　　　　　　自知

要支持，要做意象对话，都要做到位，感觉对方的情绪消失才可以。

第八节　驾驭之术：心理防御机制

心理防御机制的好处是可以缓解焦虑，不足是不一定最适合当时的需要，而且解决不了根本的问题。

心理防御机制是自我的功能，是一些改变能量流向的方法。

防御机制之一是否认，也就是当现实太让人伤心痛苦的时候，干脆不承认现实。例如，一个新生儿的母亲绝不承认自己的孩子比别人的傻，即使这是事实。用否认的方法，可以把能量压抑在意识域之外，如同一个水坝把水流挡住。还有一种心理防御机制是反向作用。当一个人不敢表达自己真实感受的时候，他会表现得和真实感受恰恰相反。例如，少女明明喜欢某男同学，却反而对他表现得很反感、讨厌。或者，一个母亲不喜欢自己的孩子，就表现为过分的关怀备至。而这个变化不是有意识的，是潜意识的，那个少女自己都以为自己确实讨厌那个男孩子。反向作用的方法，是用一个对抗性的能量来抵御本我中的能量流。少女为抵御对男孩子的性欲，用讨厌和反感来抵御。而为了有把握抵御成功，自我调用了过多的"讨厌"和"抵御"的能量。结果就是少女的爱慕变成了讨厌。

用合理化的方法更可以引导能量向各个方向转移。阿Q被富人轻视，心里很难过。他说"我们祖上比你阔得多"，于是心情就好了许多。这就是合理化。本来的能量是难过情绪中的能量，经过这样的一句话，就转化为对祖上的富有而自豪这个情绪上的能量。难过有多少，转化过来后自豪就有多少。越是对祖上的富有自豪的人，骨子里越是感到自卑。

实际上，心理咨询和心理防御机制一样，都不过是疏导能量的方法而已。不同的是心理防御机制是自动的，是无意识的；而心理咨询是有意识的，是可以控制的方法。

心理防御机制是大脑中原先预存的一些能量疏导方法，是自动被激发的。它的好处是可以缓解焦虑和不快，让人的情绪好一些。它的不足就是不一定最适合当时的需要，而且解决不了根本的问题。心理咨询则不同，因为可以受控于我们，所以有灵活性，而且更根本。可以帮助阿Q分析自己的性格，找出他自己不能致富是因为什么性格弱点。如果调整得好，阿Q也许可以真的致富，也就不需要经常说"我们祖上比你阔"这类话。

在意象对话中，能量是附着于意象的，而心理防御机制则表现为这些形象所采用的方法、计策和手段。例如否认，在意象对话中可以体现为用一个巨大的石板压着一些东西；或者用锁把一个大门锁上。吃不到葡萄的狐狸用合理化的方法，把面前的葡萄的意象和酸的葡萄的意象联系起来。反向作用时，为了不让自己爱上一个不应该爱的人，一个女孩子心中的"严厉的教练"就不停地对她说，这个男子是一个坏蛋。这个"严厉的教练"就是对抗性欲本能的那个力量的化身。

第九节　如果山不过来：谈如何增强自我掌控

在心理治疗中，不需要来访者真的永远能控制自己，只要能给他一个自控的感觉就可以了。

在《约翰·克利斯朵夫》一书中，儿童时的约翰·克利斯朵夫用指挥棒指挥天上的云，命令云向东，但是云没有听从他的命令，反而

254   自知

向西走。约翰·克利斯朵夫又发了一个命令，让云向西去，这一次云服从了。

这似乎只是一个儿童的小把戏，但是其中实际上是有大智慧的。

伊斯兰教的创始人穆罕默德好像也有类似的故事。穆罕默德在传道的时候说："只要有信念，可以让山走过来。"偏偏遇到一个认死理的人，非让穆罕默德演示搬山不可。穆罕默德命令山走过来，山并没有走过来。于是穆罕默德说："如果山不到我这里来，那么我可以到山那里去。"

实际上在心理治疗中，不需要来访者真的永远能控制自己，只要能给他一个自控的感觉就可以了。从顺势疗法到现实疗法，成功都在于给来访者一个自我控制感。不论真假，有自我控制感就好。现实疗法中，如果一个人抑郁，治疗者会指出，是这个人自己在选择抑郁。他选择抑郁有他的道理，也有一些好处——至少别人对他要好一点。这样，抑郁依旧，但是他有了对抑郁的控制感。

能让自己更抑郁，也就意味着能让自己更不抑郁。现实疗法创始人格拉塞提出一个方法——再构造，这是一个帮助来访者改变自己思维的方式。再构造帮助来访者把一个过去看作不需要的行为看作需要的行为。

他举了一个例子，说一个男子的手"冻结"为拳头状而打不开（没有生理疾病），他习惯于把这个手藏在手臂里。格拉塞建议他不要这样藏，反而要看着自己的手握紧。在这个男子这样做的时候，格拉塞和他都笑了。他们都看到了这件事的幽默处，他们都明白了握紧的拳头只是他的一个象征，象征着强壮。格拉塞建议他为自己的强壮而骄傲，格拉塞告诉那个男子，如果他藏起拳头，没有人知道他克服了困难。

格拉塞建议他把拳头露在外面："为什么不用它来告诉别人你能克服困难了？"

本来"握拳"是一个病，是来访者不愿意有的症状，是他不能控制自己才会那样的。但是，通过格拉塞的再构造，这个"握拳"变成了来访者主动选择的，是在来访者自己控制之中的。于是来访者有了对自己的控制感。

如果他觉得自己控制不了自己的手，握拳不是出于自己的意志，那么他也没有办法让自己放开拳头。反过来，如果握紧拳头是出于自己的意志，那么，在以后不想握紧的时候，他也就可以放开。因此，让他继续握紧拳头，并且把拳头露出来，反而使他以后可以放开自己的拳头。

格拉塞说，如果一个男子约一位女性吃饭，被拒绝了，他可以对来访者说："你真有勇气，在天气不允许的时候还敢去约一个女性。"这样就把他的行为看作一种选择。这带来了更大的控制感。

"矛盾处方"的方法也与此类似，它指的是指导一个来访者去选择症状行为。例如，一个人爱脸红，让他告诉别人他是多么经常脸红，脸多么红。如果一个人选择抑郁，让他按时间表抑郁，在每个确定时间抑郁。这些指导帮助来访者获得对行为的控制。[18]

有控制感，就有安全感。有安全感，心理的问题就容易解决。

在意象对话中，来访者所排斥的这些症状性的行为都可以化身为一个形象。例如，格拉塞的那个手"冻结"为拳头状而打不开的来访者，他如果做意象对话，我就会要求他，"看着你的拳头，想象一下，这个攥着拳头不放的人是谁？"他会想象出一个人，这个人由于某种原因而不肯放开拳头，而且，来访者还会发现有另一个想象中的人在努力想掰开这个人攥紧的拳头。一个掰，另一个就会攥得更用力。心理障碍的原因就在于那个努力掰开拳头的人没有控制感，他控制不了那个攥拳头的人。

不可以加强这个想掰开拳头的人，因为假设他成功了，则那个努力攥拳头的人就失败了，就失去了控制感。而这两个人都是同一个来访者潜意识中的人物，都是他自己，谁的失败都是他的失败。

就像约翰·克利斯朵夫一样，我们要那个努力掰开拳头的人改变方法，如果云（在这里云就相当于攥拳头的那个人）不肯向东，就命令它向西走好了。阿凡提的驴子很固执，你让它向东它偏向西，于是阿凡提干脆就倒骑毛驴。阿凡提是不会硬拽驴子的。我们为什么要硬掰呢？倒骑毛驴不是阿Q精神，而是阿凡提式的智慧。

那个努力掰开拳头的人如果有了阿凡提的智慧，这个内部的矛盾就解决了，内部双方都能够有控制感。

第十节　心灵中的对立统一：学习中庸之道

自信是好的，但是如果没有谦逊作为对立物，自信也许会变成骄傲自大。

我喜欢荣格的东西，在自己的心理探索中也经常重复荣格的过程和发现。一次，有一个心理学家朋友问我，我是不是也发现了荣格的四位一体。说老实话，我没有。我倒是越来越发现，有另一个重要的原则——对立统一的原则。它是对心理健康和成长最重要的原则。

那次，和来访者谈话的时候涉及这个问题。这个来访者是一个很冲动的人。她对自己的冲动持肯定性的态度，她说自己是一个有激情的人、有能量的人。她害怕学习自我约束，害怕那样自己就没有了激情。

我和她说了一个比喻。我说一个有能量和激情的人，可以比作一辆发动机动力很强劲而且加满了油的汽车。它的优点是可以跑得很快。但是，这样的汽车更需要有好的刹车系统。那些 1 小时才跑 30 公里的老爷汽车，刹车不好关系不大。但是，你的车 1 小时跑 180 公里。然后说自己不愿意安装刹车系统，怕刹车系统压抑了汽车，使汽车车速丧失——你想会怎样？

发动机和刹车的关系，就是对立统一的原则（两位一体的原则）。

心灵中任何一种东西，如果缺少了和它对立的事物，如果走向极端，就会成为巨大的危险。自信是好的，但是如果没有谦逊作为对立物，自信也许会变成骄傲自大。节俭没有慷慨作为对立物就会成为吝啬，慷慨没有节俭作为节制就会成为挥霍无度……

儒家有一个原则叫作中庸。这个两位一体就是中庸的原则。

如果一个人的思维是有逻辑的，他往往对这个中庸有一个误解，以为中庸就是保持在中间的位置，以为中庸就是不太谦虚也不太骄傲，半是自信半是谦逊，不走任何极端。也就是在卡特尔 16 个人格要素的测验上，各项得分都在 5 分、6 分附近。林语堂有一段文字，就是"一半"的赞歌。说他要一半这样，一半那样。这也是对中庸之道的误解，至少是没有悟彻。倒是见过曾国藩有一段话说得好。他的大意是说，中不是在中间，如果总是在中间，就僵死了，中是在阴阳对立中间的那个位置，那个位置是在不断变化的。所谓中，指的是在当时当地的恰当位置，有时可能恰当的位置反而是偏在一端的。

在逻辑中，每个因素都是一个线性的东西。例如，在卡特尔的测验中，"冒险敢为——谨慎怯懦"这个因素，每一个人只能有一个得分。要么是偏向冒险敢为，要么是偏向谨慎怯懦。不可能有一个人同时是冒险敢为和谨慎怯懦的。在这个前提下，中庸就只能是在中间了。逻辑不容许矛盾。但是，在人性中不是这样的。因为人不仅仅是逻辑的人，人还是有原始认知的人。在原始认知中，矛盾是可以被包容于一个整体中的。

马斯洛就提到了这一点，说自我实现的人把矛盾整合。但是马斯洛没有说明自我实现的人是怎么整合矛盾的。

用意象对话，可以很容易地直观理解到什么是"对立统一、两位一体、矛盾的整合"。因为每一个心理要素可以用一个人或者一个形象表示出来。两个相反而又相成的形象，就可以体现两位一体。例如，上面说的凤凰是由鹰和鸽子组成的，鹰和鸽子就是两位，而凤凰就是这两位的一体。鹰是绝对的冒险敢为，鸽子是绝对的谨慎怯懦，而这两者可以在一个人身上同时存在。不健康的心理，就是这两者之间的冲突。鹰要攻击，鸽子反对；鸽子要爱，鹰又嘲笑。健康的心理，就是这两者之间的互补。需要勇敢的时候，鹰去战斗；需要安抚别人的时候，鸽子去安抚。中庸的中就是在此时此地恰当地应用这两方中的一方，或者说，这某一个时刻，用40%的鹰，60%的鸽子。

拿破仑说过："我有时候像狮子，有时候像绵羊。我从政的全部奥秘就是我知道什么时候我要像狮子，什么时候我要像绵羊。"这就是中庸之道。

两位一体提供了一种张力，一种生命力。而林语堂式的"一半"是没有生机的。自然界也一样有两位一体的原则。造化创造的任何一种动物都有一种天敌去吃它。兔子尽可能大量繁殖，狼尽可能去吃它。

这个过程中，自然生态得到了平衡。这个关系是一个有张力的关系。假如兔子决定计划生育，每对兔子只生两只小兔子，狼决定改吃素食，狼和兔子都会怎样呢？兔子一定会懒得像只猪，而狼也将不像狼。因为关系中没有了张力。

还有许多形象可以代表中庸。有一个人做人格主动分裂的时候，人格中有两个形象"姜太公"和"人参娃娃"，这就是一对两位一体。姜太公的智慧老练和人参娃娃的天真纯洁互补。另外，中国的《牧童骑牛图》也是中庸的一个很好的象征。牧童的活泼和牛的沉稳是很好的对立统一。牛的力量补充了牧童的弱小，牧童的灵活又避免了牛的粗笨。

后来我发现，对立统一或者说两位一体原则与道家的阴阳相生的原则是一致的。

第十一节　心灵是一首歌：情绪的基调和色彩

用"心的眼睛"去看，就会清楚地看到别人的心灵是什么颜色。

在一个人的意象中，经常出现什么主题，说明就是这个人的情绪基调。注意这个很重要。例如，在梦中或者在意象对话中，经常有"被追赶"的主题，被怪物追，被野兽追，被可怕的人追，基调都是恐惧情绪。这是祖先还在当猿的时候的习惯——害怕了就逃跑，所以被追赶总是代表恐惧。在强迫症中的"遇到无妄之灾"的主题，情绪基调是焦虑。经常梦见考试也是焦虑的反映。掉进一个坑的主题，情绪基调是抑郁、失望和悲哀。飞翔、美丽的风景等，自然是快乐的基调。

一个人像一首曲子，有主旋律也有变调。再悲观的人也有快乐的时候，再乐观的人也有沮丧的时候。如果分不出主次，心理咨询和治疗过程就会支离破碎。识别出主旋律，也就是情绪基调，咨询就好做多了。

假如情绪基调是恐惧，那么心理咨询和治疗的主要任务就是加强他的勇气。人有所恐惧，归根结底是对这个事物不熟悉。就像新兵第一次上战场，谁都会恐惧，但是，老兵在战场上却可以从容不迫，谈笑自如。这是因为老兵熟悉了战场。恐惧的消除，就是要让一个人置身于这个令他恐惧的情境中，多适应，多停留，多放松。

心理障碍者过去的习惯是逃避恐惧。结果是越逃避越害怕。心理咨询师让他们做的就是不逃避，一开始恐惧会增加，但是增加到一定程度后，恐惧必然会自己减弱消失。一个人恐惧是需要能量的，能量不会无穷无尽，恐惧的能量耗竭，自然就不恐惧。假如情绪基调是焦虑，也可以用对待恐惧的方法对待。焦虑也是一种恐惧，是对未来危险的恐惧。假如患者的情绪基调是抑郁和悲哀，心理咨询和治疗的原则先是让他们释放宣泄，然后是鼓励和激发他们行动。释放和宣泄是为了哀悼过去，他们的过去必定是有很多的痛苦和失落，哀悼这些痛苦和失落后，过去就了结了。然后，带他们走向新的生活。

除了常见的主题，常见的意象原型也同样能反映一个人的情绪基调。可以注意，来访者经常想象出来的人是什么样子的形象，这个形象往往是他心目中的自我。鲁迅想象中经常出现的人是一个战士的形象，所以他的情绪基调就是"愤怒"。林语堂心中的自我形象则是一个洒脱自在的中国文人。因此，他的情绪基调就是"闲适"。林黛玉心中的自我形象是一个幼小、衰弱的孤儿，寄人篱下，如一朵小花在风雨中飘摇，因此，她的情绪基调就是"悲哀"。鲁迅、林语堂、林黛玉他们心中肯定也还有其他的侧面。鲁迅有很温和的侧面，"俯首甘为孺子牛"。林黛玉也有很活泼的侧面。惜春要画大观园，林黛玉就说"你草虫上不能"。别人很奇怪：画大观园怎么还需要画草虫？林黛玉揭开谜底，说别的可以不画，不过要画刘姥姥这个"母蝗虫"，还煞有介事地为惜春想了一个题目叫"携蝗大嚼图"。正当此时的林黛玉和葬花时的林黛玉情绪上判若两人。

假如来访者的情绪基调太消极，意象原型不够好。没有经验的心理咨询师常将力量放在改变这个意象原型上，而且想彻底改变。这不是完全无效，但是很困难。我们想让林黛玉改变天生弱质的自我形象谈何容易。何况，虽然你是在试图改善她，来访者也许会有阻抗。林黛玉会说："这个形象虽然弱，但她是我。你改出一个积极乐观向上的形象，那还是我吗？也许应该说是薛宝钗的克隆版。"

实际上，改变来访者是要在原情绪基调的基础上，做一个虽然小但却是关键的改变。例如，林黛玉不可能改为薛宝钗的样子，但是可以把她的意象原型先改为外表柔弱实际柔韧的小花。可以对林黛玉说："你如此荏弱，但还是坚持着。现在是风刀雨剑苦相逼，感伤忧郁也是当然的。但是，天没有下不完的雨。等雨季过去，就是风和日丽。"改变林黛玉忧郁的情绪基调，必须慢慢来。

情绪基调渐渐改变，整个人也就渐渐改变了。

说到情绪基调，还有一个有趣的东西，那就是情绪基调可以从颜色中反映出来。一个人的心灵是有颜色的，这个颜色反映他的情绪基调。当然，不可能把一个人的灵魂像道士抓狐狸精一样抓到，也不可能把人的灵魂放在玻璃瓶子里看它的颜色。不过，有其他方法。记得有一次，我和几位心理学家一起看一本画册，那画册都是所谓现代艺术。其中有许多画根本不知道画的是什么，就是一些乱七八糟的颜色。当时突然想到，可以假设这些画画就是心灵。一幅画就是某一个人的心灵的画像。然后，几个人一起找，看我的心灵（如果也这样画出来）比较像哪一幅画？结果，大家都选择了同一幅画。大家公认那画的颜色很像我，那是一幅以蓝色为主的画，带少许的黄色和其他颜色。而且，对这幅画如何修改可以更像我，大家的意见非常一致——绝不可能是巧合。

后来我就用这个方法理解人，我发现好的心理学家或者直觉比较好的人很容易理解这个方法，也很容易指出"一个人心灵的颜色"。虽然没有客观标准，但是对同一个人，不同的心理学家指出的颜色相当一致。而且不一定是心理学家，只要是直觉比较好的人，都会意见非常统一。

举例来说，台湾女作家三毛，你认为应该是什么颜色的心灵？先不要看我的，自己先想一想。我曾经问过很多人，三毛的心灵是什么颜色？结果发现，多数人的回答是接近于同一个颜色的。也有一些不同的意见，例如，有的人说三毛的心灵是粉红色。但是，我发现这些说颜色不准确的人，实际上是对三毛的理解有误。例如，说三毛的心灵是粉红色的人，心目中的三毛是一个浪漫的三毛。他们没有意识到三毛心中的忧郁、痴情和执着。

我认为三毛的心灵是紫色的，是一种偏蓝多一点的紫，是一种较深的紫色。有一次遇到一个直觉很好的女孩，说到三毛心灵的颜色，她告诉我是紫色。刚好旁边有一个女孩穿了紫色的衣服，我就问她是不是这样的颜色？她很确定地说："比这个颜色稍蓝一点，稍深一点。"

稍蓝一点、稍深一点和我心里出现的颜色完全一样。

当然，要看清楚心灵的颜色，还要注意一些要点。例如，你不要用脑子去想，不要去死记硬背什么颜色代表什么情绪基调。用脑子越想越不可靠，你应该用心灵的眼睛直接去看，就会清楚地看到别人的心灵是什么颜色。

第十二节　心理世界可以为所欲为吗

心理世界遵循心理学规律，这个规律也是不可以随意改变的。

心理现实这个概念，我觉得被弄得一塌糊涂。因为在人们心中有一个非常常见的错误观点：客观的东西是现实，主观的东西不是现实。所以一说现实，人们就想到物质世界，想到山河大地、车船飞机。仿佛这是唯一的现实，人们说这叫作唯物主义，而实际上这不过是唯物主义中的机械唯物主义。一说心理内部的东西，如意象，人们就认为这不是现实。"那都是凭空想出来的。"实际上，心理内部的东西也是现实，只不过是另一种现实——心理现实。

什么是现实？现实就是有其自己的规律，有其自己的因果法则，不可以随意改变的规律和法则。物质世界有物质世界的现实，它遵循物理学规律。心理世界有心理世界的现实，它遵循心理学规律，这个规律也是不可以随意改变的。

意象活动有它不可随意改变的规律，所以它也是一种现实。例如，一个人在心理状态不好的时候，不可能随意想象出一个极为美好的场景。他没有办法，他必须承认和接受这个现实。在他性压抑的时候，他想象中的水必定是脏的，这就是他的心理现实。三毛的心灵的颜色就是紫色的，因为她的心里烧着爱的痴情和火焰；也因为她的爱情没有能够畅快地燃烧，所以她的火不是鲜红的，而是紫色的。一个人若理解她的心灵，就不可能想象出一个绿色的三毛——绝对不可能。这个颜色，就表现了意象的规律。

在另一些人那里，有另一个错误，他们承认心理的东西也是现实，他们甚至说想象中的鬼神都是实际存在。而他们说的"实际存在"的意义是，这些东西是存在于这个物质世界的，是物质性的现实，也许在坟墓中就有一个鬼。他们的错误是把心理现实和物质世界的现实混淆。

前面谈过这些人，我们说他们是走火入魔。为什么他们是错误的呢？因为他们的混淆会带来认识上的错误。例如，他们认为自己想象中的鬼是一个物质性的现实，于是他们就会把客观物质世界的规律强加于这个意象，认为这个鬼具有物质世界的特点。例如，他们认为这个鬼可以被捉走，而不知道实际上没有人能捉走鬼，鬼是人自己心中的一个消极情绪的象征。一个人心里的消极情绪别人怎么可能捉走？

现实有许多种，有一种不可改变的规律，就有一种现实。所以物质世界有物质世界的现实，心理世界有心理世界的现实。著名心理学家许又新先生在一次讲课中说，"现实就是你身边的人"。这里说的就是社会现实，是由身边的人组成的现实。

心理障碍者现实感差或者说他们不能区分想象和现实，实际上准确地用术语应该说他们的问题是：不能区分客观的现实（物质世界和社会）和自己的主观心理现实。

第十三节　心理学也要"加密"：对人无益的东西不要说

有些内容在心理咨询和治疗者自己的境界不高，或体会不多时就说，是有害的。

越来越觉得心理学，特别是心理咨询和治疗这个分支应该对一些东西"加密"，不应该把所有的东西都公开出版或发表。

原因之一，是某些有心理问题的人看了有害。有强迫性人格的人就最爱看心理学书，看了之后往往是弊大于利。因为他们会片面地理解书中的话，断章取义，反而越看越糊涂。在做心理治疗的时候，反而有了"抗药性"。给他做精神分析，他就用行为主义者的论点批评你不科学，用人本主义的论点说你不积极。如果用行为主义做治疗，他又会用精神分析的论点说你是头痛医头、脚痛医脚。何况，有些方法，如顺势疗法，一旦来访者知道了底细就很难有效果。

原因之二，就是心理咨询和治疗者看了也可能有害。有的东西，在心理咨询和治疗者自己的境界不高，或者体会不多的时候就说，也是有害的。害处一是他们可能因为不理解而心生怀疑，从而批判、指责这些东西。害处二是他们也许急于求成，反而曲解了这些东西。

一个心理咨询师也许很容易发现来访者的心理问题是怎么一回事。但是，如果一开始就把一切告诉来访者，结果只会害了他。例如，一个人掩盖现实，他本来是害怕和人交往，却称自己"清高脱俗"。如果一开始就揭穿他，说"你不过是一个懦夫"，他不承认，我们和他就难以继续心理咨询过程。他承认了，又可能会灰心丧气，破罐破摔，对他、对

自知

心理咨询都没有好处。只有当心理咨询师加强了这个人的心理力量后，才可以说出这个现实，他也才可能承受。

梁漱溟说中国文化的发展就是出了这个毛病，[19]儒家、道家的思想都有极高境界，但是，因为境界高所以人们不容易理解，造成了许多误解。我很同意梁漱溟的想法，也经常见到人们误解儒家、道家。例如，把也很积极的道家思想误解为消极的，把退避怯懦说成是道家的"知足常乐"。道家的真人是最有安全感的，他们理解自己也理解别人，他们知道心的法则，所以可以从容不迫。他们"知足常乐"，是他们领悟到人的很多追求是虚幻的。他们不需要当帝王，因为他们知道，好多想当帝王的人是内心缺少安全感的人，需要靠权力才可以让自己安心，而他们自己本来就很幸福。但是，误解者不是这样，这些伪道家内心深处实际上对权力、对名利很热望，只是因为他们吃不到这个"葡萄"就只好说"我知足常乐"。实际上，他们并不是真的知足，也并不快乐。

对这些人，就不应该讲道家。

读者如看懂了本书，或许会发现，很容易看明白很多人、很多事。高兴之余，也许什么都说出来了。提醒一下，请不要这样。过去有一个叫杨修的聪明人，就是什么都知道，什么都说，后来他就一句都不说了，因为曹操把他的脑袋砍下来了。对人有益则说，对人无益的东西也说，那不过是炫耀自己知道得多，炫耀自己没有好处。或许可以说，有关自然界的科学，是不应该有什么"秘密"的。而关于人的科学，如心理咨询，是必须有一些"秘密"的。

故事铺

"观想本尊"法——帮你变得更优秀

据说卓别林在一次聚会中一时兴起，唱了一首歌曲，歌声动听。人们赞叹说："想不到你歌唱得这么好。"卓别林回答说："我不会唱歌，刚才我不过是在表演一个著名歌手。"

卓别林的话不仅仅是一个笑话，其中大有深意。许多事我们之所以做不好，是因为我们相信我们不会做，而不是我们不具备做这件事的能力。卓别林相信自己不会唱歌，你也许相信自己不会交际，所以卓别林不会唱歌，你也不会交际。就算你有潜在的交际能力，在你不相信它时，它也发挥不出来。

但是卓别林更聪明，他表演歌手，让自己设想此时此刻是这个歌手在唱，就能唱得好。卓别林还是不会唱，但是他表演的歌手会唱。

假如卓别林一次次去演歌手，去唱，终有一天，他会发现歌手和自己已结合为一体。那时歌手就是卓别林，卓别林也就会唱歌了。

密宗有一种个人修炼方法叫作观想本尊。修炼者选一尊佛像，想象这尊佛像进入自己的胸膛，越来越大，直到和自己一样大，充满了自己的身体，和自己融为一体。他们相信，这样做可以让自己得到佛的智慧、佛的慈悲，使自己渐渐接近佛。

这和卓别林的方法实在是异曲同工，都是通过想象自己和别人融

268　　　　　　　　　　　　　　　　　　　　　　　自知

合而获得别人的品质。这也正是心理学技术——在此姑且称之为"观想本尊"法。

如果你认为自己不会交际，而正在交际时也的确表现得很不好。你可以为自己选一个"本尊"，也就是一个榜样。你的"本尊"应该是一个交际能力很强的人。他可以是一个名人，如某位大政治家，也可以是一个你认识的平常人，如你所佩服的一个同学或同事。

你的"本尊"和你要有相似性，你是男人，你的"本尊"必须是男人，女人的"本尊"必须是女人。另外，除了性格他比你外向之外，其他方面你们仍应该有相似或共同之处。你如果是身材纤弱的人，你的"本尊"绝不要选一个彪形大汉。你如果是秀美的女孩，你的"本尊"也应是秀美的人。如果你是男人却选了奥黛丽·赫本做"本尊"，你想想会多可怕，你会变得如赫本一样"风姿绰约、楚楚动人"。你的"本尊"不要选坏人。因为用了"观想本尊"法后，不仅你的社交行为会和"本尊"相似，你的其他方面也会向"本尊"靠拢。你不可能只在社交这一方面变化，你的变化是整体的。

选好"本尊"后，你可以读一些他的传记资料或者和他多接触。有可能的话，找一张他的照片多看一看，争取对他尽可能熟悉。然后，只需每天选一个不受打扰的时间，想象"本尊"和你的身体融为一体，就像佛教密宗修炼者所做的那样。你想象他的一张照片进入你的胸膛，然后扩大，直到和自己身体一样大而且融合。只需这样做，不需要思考，不需要刻意地学习和模仿。你可以每天练习10分钟~20分钟。你的潜意识会在你不知不觉中全天进行工作，让你和你的"本尊"相似。你的行为举止会自动地向"本尊"靠近。用不了多久，你的社交言行就会有明显的改观，你的朋友、熟人将会感到十分惊讶，他们会觉得你像换了一个人似的。实际上你也的确是换了一个人。

如果希望见效快，则可以在社交场合有意识地对自己说："现在我不是我，我是在表演我的'本尊'"。那么你的交际能力会好得让你自己都不敢相信。练习一个月后，就不必再练。你的"本尊"已融入你的心里，你已经成为一个善于交际的人。你更不必去演别人，你只需要享受友情。

自知

第十一章
意象练习百宝箱

发现新大陆的过程是奇妙的、惊险的，是一个传奇。而这个传奇的后面是什么呢？是垦荒和建设。不甘心平凡的哥伦布发现的新大陆必须由勤勤恳恳的人们建设为新的国家。

我们不甘心娶一个邻家女子，渴望娶一个仙女。勇敢而有智慧的男子可以去追求仙女，而后呢？就是和仙女一起，建立一个平凡的、温馨的家。

意象对话是心灵世界的探险，意象对话得到的是潜意识中的仙女，而后要做的是耕田织布，过不那么浪漫但是很实际的生活。所以需要有"生活中的意象对话。"这里将介绍一些简单实用的方法，用意象对话来改善日常生活。有些方法自己就可以做，有些可以和你的恋人、亲友一起当成游戏做，但是有些最好是让有资格的意象对话心理咨询师做引导。

实际上，一个心理咨询师熟悉了意象对话的基本原理后，他自己可以编制一些这样的练习，可以针对具体的心理问题做具体的设计。

也可以在小组心理学活动中用这样的练习来改进小组的气氛，促进小组成员的心理健康发展。

第一节　"看房子"：增进自知的方法

房子是心灵的象征。"看房子"可以帮助你知道现在的心理状态和性格特点。

看房子是一个了解自我的方法，也是一个改善自我的方法。可以自己做，也可以和亲友一起做。但是如果想象的房子中出现了任何令你害怕的东西，就不要自己做下去或者和亲友做了，必须让有资格的意象对话心理咨询师引导你。

房子是心灵的象征。你想象一个房子，从中可以知道你自己现在的心理状态和你自己的部分性格。也可以引导别人做这个想象，从而知道他的心理。

基本方法是：被引导者放松坐好。引导者用下面的指导语做引导。如果是自己做，自己引导自己。

"下面做一个想象的实验。请你闭上眼睛，放松，不要刻意去想，只听着我的指导，等待着，你眼前就会出现一个画面。不要担心看不到画面，看不见就继续等，任何人都可以想象出画面来。画面也许不一定清晰，没有关系。"

"请想象你走在路上，想象到了就告诉我。"

当被引导者说想象到了后，引导者可以先让他在想象中在这条路上走一小段，这是为了加强他的想象，诱导他进入状态。也可以直接进行下一步。

引导者下一步说:"想象看到前面有一座房子。不要想房子应该是什么样。放松,等待房子的形象自己出现,出现的房子是什么样子的都可以。当你想象出房子后,告诉我这是什么样的房子。"

被引导者讲出房子的外观后,就引导他想象进入房子,看内部结构。

指导语是:"想象你进入这座房子,看它里面的样子。里面有什么?告诉我。"

假如被引导者在想象中找不到门,引导者要通过暗示让他找到门。例如:"请继续想象找到了房子的门。每座房子都应该是有门的。可能这个门在房子的另一面?你到房子的另一面去看一看。或者,门是暗门,在墙上摸一摸,也许就找到了门。"

假如被引导者说进不去房子时,引导者也要想办法:"每个人最后都能想象进入房子,请继续试下去。为什么进不去,是不是门上有锁?你可以想象在门框边找到了钥匙,开门进去了。或者,你可以用铁锤砸开锁。"

假如还是进不去房子,引导者不一定非要坚持。因为房子中也许有被引导者不愿意看到或者很怕见到的东西,强行进去并不一定是好事。除非是经过训练的,有资格的意象对话心理咨询师才可以继续坚持。如果引导者不是很擅长意象对话的人,也许会遇到不好处理的情景。

下一步是想象进入房子深层。

引导者可以说:"看一下你的房子里还有没有其他的门或梯子通向别处?如果有,进入那里,看它里面的样子。里面有什么?告诉我。"

有时,被引导者想象的房子中有非常多的房间。例如,有的人想象出来的是楼房,一层就有十几个房间。假如引导者想让被引导者在想象中说出所有房间的样子、所有房间中的东西,估计不是一天半天可以说完的。引导者和被引导者都会疲惫不堪。在这样的情况下，不妨找一两个房间看看就可以了。

可以自己给自己做，也可以让别人引导你做。最好是让别人引导你做，因为这样你可以专心想象，而不必想着步骤。而且，有另外一个人引导，他也可以给你提供心理上的支持。

这个引导者应该是懂意象对话的人，最好是心理咨询师，至少也应该是一个很好的朋友——你总不会让一个和你有矛盾的人给你引导吧？

房子本身的样子、房子里面的东西都是心理状态的象征。总的来说，可以在这样几个维度上做判断。

（1）亮度：房子里面亮度越大，一般来说，心理状态越好。亮度大，这样的人比较快乐、比较开朗。而房子太暗，则容易有消极情绪，如抑郁、悲伤等。当然，有的房子虽然暗，但是很美，这样的房子是不代表抑郁的。例如，有烛光、人们正在吃晚餐的房子。

（2）开放程度：房子有没有门窗，门窗大不大、是不是开着，这些表示开放程度。一般来说，开放程度大的，人的性格比较外向或开放，房子开放程度差则表明这个人性格比较封闭。

（3）新或旧：破旧失修的房子代表心理状态不好。

（4）颜色：有时，房子的颜色就是我们说过的"心灵的颜色"。但是，有时也不是这样。例如，性格颜色是蓝色的人，也许想象的是一个棕色的小木屋。总的来说，房子颜色纯净表明心理状态好，颜色脏暗表明心理状态不好。

（5）宽敞与否：不能说宽敞一定就是心理健康，要根据具体情况分析。宽敞可能代表这个人大气，但是有的人想象宽敞的房子是缺少安全感。

（6）进去的难度：进去难代表不愿意面对自己，不愿意了解自己，有回避情感的倾向。

（7）房子里的物件。至于房子里面的东西，可以根据东西的样子及其象征意义来了解。例如，桌子是房子中大多总会出现的东西。那么，这个人想象中的桌子是什么样子的呢？如果是会议桌，那么这个人也许是很有事业心的人，也许是爱说话、口才好的人。如果是八仙桌，也许代表着这个人比较传统，或者代表着他爱打麻将。没有固定的答案，要根据具体情况来分析。如果房子中有很可怕的东西出现，如想象中有骷髅，除非引导者是有资格的意象对话心理咨询师，否则请不要继续这个练习。睁开眼睛，告诉引导者你要结束，然后做深呼吸，放松身体。如果房子里的东西很可爱，也不必过多地沉迷其中。

想象完房子后，可以做一个练习，就是在想象中打扫房子里的灰尘，在想象中修缮房子的破损处，在想象中，把这个房子建成一个最美丽、最舒适的地方。

这个工作不是一下子可以完成的，有时你在想象中刚刚把窗户打开，让凉爽的春风吹进来，转眼一看窗户又关上了。没有关系，再打开就是了。改造房子形象的过程就是改变自己心态的过程。改变心态不是可以一蹴而就的，不是吗？

第二节　寻找自己的"守护者"

可以用想象的方法找到心中的力量和勇气。

寻找自己的"守护者"是加强自信的方法，也可以增加做事的勇气。可以自己做，也可以由心理咨询师引导做，但是不要和亲友一起做。

守护者象征着你自己心中的力量源泉。守护者不是一个外在的人或者神，不是你依赖的对象，它是你自己内心中的力量。每一个人心中都是有力量的，这个力量可以使人不害怕艰难，在面对挫折的时候有信心、能坚持。在顺利的时候，它能和你一起庆祝。

引导者开始的指导语是："每一个人都有自己的守护者，它是你心中的力量和勇气的源泉，它时时刻刻在保护你、支持你。你不是孤单的，因为你有你的保护神。保护神不在外面，是在你心里，它就是你的生命力。我们下面用想象的方法来找它。"

如果不喜欢"保护神"这个说法，也可以说："每一个人都有很大的潜在生命力，它是你心中力量和勇气的源泉，它时时刻刻在保护你、支持你。你不是孤单的，因为你有你的潜在生命力。下面用想象的方法来找它，它会形象化地出现在想象中。"

然后，引导者继续说："你可以想象你走在一条路上，想象出来了就告诉我。"（还有一种方法是让被引导者不需要说话，想象出来后就竖起一个手指。）

等被引导者清楚地想象出来后，继续引导："你走在这条路上，是要去找你的守护者。它也知道你要去找它，它也从远处走来接你。现在你看到远远的有一个好像是人影，这个身影越来越大，渐渐你可以看清楚它的样子，看清楚了。它是什么样子？"

如果被引导者说看不到，可以继续让他看，直到看到为止。有的被引导者不是在路上遇到他的守护者，而是在路边的房子里，或者树林里等，这都是可以的。但是，如果他在一个很丑陋或者破败的地方寻找，比如被引导者说："我在一个破庙里找它，在一个废墟里找它。"引导者就要改变这个情境，让被引导者到风景优美的地方找。

守护者的形象大多是人的样子。有的是一个白发飘飘的老者，有的是一个美丽的女子，有的是大力士。也有的是宗教中的形象——特别是那些信教的人，如观音菩萨、天使或先知。也有的不是以人的形象出现，而是一道光、彩虹，这也都是可以的。当然，邪教信徒会想象出他们的教主，这是绝对不好的。这表明他们在精神上依赖他们的邪教教主。如果想象出的形象穿黑色衣服、相貌丑陋，也要停止这个练习——除非有资格的意象对话心理咨询师做引导者。

想象到这个守护者后，让被引导者在想象中和它对话。被引导者可以这样说："我很愿意见到你，谢谢你守护着我的生命。见到你，我对人生就更有信心。我相信我的生命是强有力的。我相信我有爱的潜力，有成长的潜力，有创造的潜力。我要利人利己，让我的一生更有光彩。"

想象中的守护者也会说一些话，这些话是被引导者自己的潜意识智慧，是有启发意义的。然后，在想象中告别守护者。最后，慢慢睁开眼睛结束。

假如想象中的守护者是你的一个亲友，如你的父母或者朋友，有一件要注意的事情，也许需要反省一下：是不是你对这个亲友太依赖了。你也许需要培养自己的独立性。

第三节　解脱痛苦之道：滋养树木和金色阳光

"滋养树木"和"金色阳光"的练习适用于心灵受到过伤害的人。

一、滋养树木

"滋养树木"适用于心灵受到过伤害的人，可以缓解和消除过去的痛苦经历带来的创伤，包括失恋、父母去世、得了重病等，也可以是一些日常生活中的小的创伤的积累。这个练习可以自己做，但是最好是和亲友或心理咨询师一起做，让他们来引导。因为那样可以得到别人的关怀和支持。

树木往往象征着人的心灵的下层，象征着人的活力和本能。前面提到，在象征意义上，人有三个心理的中心：头脑是理智的中心，胸是情感的中心，腹部是生命力和本能的中心。树木代表的是人的最下面的一个心理中心——腹部中心。

一开始，引导者引导被引导者想象出树："你坐好，身体完全放松。在放松的情况下，每个人都很有想象力。现在想象你在一片土地上，你看到一棵树。"

"也许你看到的不止一棵，请把注意力放在其中一棵树上，想象这是属于你的树，不是说这树是你的财产，而是说这棵树和你好像有一种奇妙的关系。仿佛这棵树的好坏和你有关系。你想象的是什么树？是什么样子？告诉我。"

树的种类象征性格的某些特质。例如，松柏象征着坚强，也是力量的象征；柳树象征着温柔和多情，是水一样的变化和柔顺的象征。树的状态象征着人的心理和生理状态，比如，开花的树往往象征着恋爱、快乐和年轻；衰老并且有树洞则象征着缺少活力；树上的虫子是烦恼的象征；树上有钉子，或者有被砍伤或折断的地方象征着受到过伤害。

在被引导者想象出树之后，引导者用一切方法引导来访者想象改善这棵树的状态。

如果树下太干，就浇水。引导者可以这样说："这水是很神奇的水，不是一般的水，它可以让枯树复活。水很清澈、干净。"如果树上有伤，可以用支柱先支好这棵树。如果有虫子，可以用鸟或者让园丁除去虫子。如果有树洞，则用水泥填好树洞。有钉子，引导者可以问被引导者："是不是可以拔掉钉子？"如果被引导者不同意，就采用保守的方式，不要轻易拔钉子。因为钉子象征着一个创伤的往事，轻易触动它也许会带来不好的后果。只有有资格的意象对话心理咨询师可以根据情况决定是不是"拔掉这个钉子"。

这个练习可以反复做多次。直到想象中的树变得根深叶茂、欣欣向荣。

二、金色阳光

"金色阳光"也是一个针对心灵受过伤害的人的练习。不过，绝大多数人，即使总的来说是幸福的，心里也不会一点伤痛都没有，所以这个练习绝大多数人都可以做。这个练习可以自己做，但最好是和亲友或心理咨询师一起做，让他们来引导。因为那样可以得到别人的关怀和支持。

引导者先让被引导者想象出自己的心。

"想象你看到自己的心，想象中看看它是什么样子。不要被科学的生理解剖学知识所限制，我们想象的心也许完全是另外的样子。什么样子都是可能的。"

"心上有没有伤？"

心理受到伤害的人想象出的心也都有伤。有一个来访者甚至说她的心上插着一把刀。她的心会时时作痛。但是，她说她不能拔下这把刀，因为"这刀已经和肉长在一起了，刀一拔，人反而活不了"。还有的人则是想象心被冰冻着，寒冷无比。

引导者可以让这些人想象："想象有金色的阳光照在你的心上，阳光非常温暖。冰冻的心开始解冻。"假如心上有伤，就说"金色的阳光有治疗作用，你心上的伤口逐渐愈合"；假如心上插着刀，也一样"用金色的阳光照着，心渐渐康复，刀子越来越小，像是被阳光蒸发了，刀子蒸发的气体散去了"。

在这个练习中，引导者也许会遇到许多困难。也许被引导者根本就想象不出来阳光的样子，更想象不出来金色的阳光。也许被引导者想象出阳光，但是他想象中的阳光根本照不到他的心。也许会有东西阻隔在阳光和心的中间……要知道，消除一个人心灵的伤痛，绝不是一件简单的事情。

作为引导者，做这个练习时一定要有耐心。不要烦躁，不要对被引导者轻易发火。这个过程正是引导者体现自己的爱的过程，被引导者的改变要靠你的爱，实际上，爱就是金色的阳光。如果引导者没有爱心，这个过程就难完成。当引导者用爱融化了被引导者心中的冰，他的快乐和幸福足以回报引导者的辛劳。

不过，如果是一个已婚者给一个未婚异性做这个练习，还真的有一种新的危险，那就是会威胁到已婚者的家庭安宁。这也要小心。当然，心理咨询和治疗者可以除外。因为他们受到职业道德的约束，出轨的可能性要小得多。

第四节　拥有更好的人际关系：互访和分享

"互访"可以帮助你增加对朋友的理解，"分享"可以加深友谊和感情的流动。

一、互访

"互访"练习能帮助增加对朋友的理解。朋友之间最重要的是相互了解。很多朋友之间有矛盾，都不是因为任何一方有恶意，而是因为相互之间有误会。因为，你对朋友不够了解。意象对话可以帮助朋友相互理解。这个练习需要两个朋友一起做。引导的方式和第一个练习看房子有点类似，也是想象出房子。

一开始，双方都放松坐好，当然，如果是一起在郊外玩，一起躺在草地上也是可以的。只要放松就好。想象的内容是：双方互到对方想象出的房子中访问。

一方先做引导者："我们做一个想象的游戏。请你闭上眼睛，放松，不要刻意去想，只听着我的指导，等待着，你眼前就会出现一个画面。不要担心看不到画面，看不见就继续等，任何人都可以想象出画面。画面不一定清晰，没有关系。"

在对方想象的同时，引导者自己也同时做这个想象。

"请想象你走在路上，想象到了就告诉我。你想象中的路是什么样子的？"

被引导者想象出来的路是什么样子的，引导者也跟着想象。

举例：小王是引导者，小刘是被引导者，小刘想象出的路是土路，而小王想象出来的是水泥路，小王就应该去想象小刘说的土路。当被引导者说想象到了后，引导者可以先让他在想象中在这路上走一小段，这是为了加强他的想象，诱导他进入状态。也可以直接进行下一步。

引导者下一步说："想象看到前面有一座房子。这个房子是你的家。注意，你看的房子不是你生活中实际住的房子，是一座想象的房子。它的样子不是你实际的家的样子。不要想房子应该是什么样，放松，等待房子的形象自己出现，出现的房子是什么样子的都可以。当你想象出房子后，告诉我这是什么样的房子。"等到被引导者，如小刘，想象出一座房子，不论草房、城堡还是平房，引导者都跟着去想象这房子。

假设小刘想象的是乡村平房，小王可以这样引导："假设这房子是你的家，想象我现在来到你的家门口，想到你的家里去看看你。你想象下面会出现什么事情？"

下面两个人可以在想象中共同构想一个故事，主题是小王（引导者）到小刘（被引导者）家去访问。

可以到家里看，看家里的东西。通过讨论这个家里的东西，也可以促进相互理解。例如，小刘家里的桌子上放着一个猫的雕像，小王就可以问问小刘是不是喜欢猫，喜欢猫的什么性格，是喜欢猫的温顺还是猫的顽皮。想象小刘会不会请小王吃饭，吃什么，小王会带什么样的礼物送给小刘，从这里面可以发现双方的偏好，也可以发现双方交往的模式。

这个想象中的访问过程实际上是这两个人心理交往过程的象征性的体现，如果双方善于做分析，则可以做一些分析。如果不善于分析，也可以不分析，只是把这个游戏做成一个双方心理交流的机会。在这个过程中，会出现一些问题。这些问题反映了双方的心理。

假设小刘没有请小王进屋，只是请他在院子里一起玩，也许就是因为小刘想象中的房子里比较脏。这就象征着小刘内心比较自卑，所以不愿意让小王进入自己的内心。假如想象中小王解决了这个问题，进入了小刘的房子，帮助他打扫了房子，而且没有让小刘感到被侵犯，则双方的关系就可以更好。其他的问题也可以用类似的方法。

自知

当这个想象结束后，还可以交换一下。让小刘在想象中去小王的家访问。

互访游戏在关系越好的朋友之间做，效果越好，友情会加深。假如这两个人平时有矛盾但是矛盾隐含着，最好不要做。因为这个游戏会把隐藏的矛盾表面化。游戏中可能会出现人际冲突。

心理咨询师也可以做这个练习，从而促进对方的人际交往技巧，帮助对方发现在人际交往中存在的问题并分析出现问题的原因。

二、分享

"分享"练习是要几个人一起做的，可以作为一个心理成长小组的活动，也可以作为几个朋友的游戏。有一个人是引导者。引导者要大家一起想象，他自己也同时想象。

一开始想象的情景是，这些人在一个地方围成一圈。让每个人说出来自己想象中是如何的情景，是在什么地方围成了一圈，是在屋子里，还是在室外？像是在开会，还是像在野餐？周围有什么东西，是什么样子？中间是什么？是篝火，还是桌子？

如果是在正式的活动中，这个练习可以比较有秩序地做。例如，大家轮流说自己的想象。如果是在游戏中，则可以比较随便。但是，注意让每一个人都有机会说话。假如有一个人一直没有发言，引导者应该问问他："你呢？你的想象是什么样子的？"

在这个过程中，大家分别说出了自己的想象，实际上就表达了自己的性格或一些对于社交的信念和态度。例如，想象中是围着办公桌的人，往往比较严肃，事业心强，但是幽默感相对弱一些；想象中是在野餐的人，则喜欢社交，比较崇尚率性自然。

有时，想象中的情景比较奇特。例如，有的人会想象出一圈都是原始人，在围着圈子跳舞。这也很正常。哪怕是想象自己和朋友是一圈拉着手的熊都没有关系。不需要分析这个过程中每个人的想象的象征意义是什么。

在大家都说完之后，引导者提议大家把想象集中，也就是说，把各自不同的种种想象集中为一种。例如，在每个人都说了自己的想象后，引导者可以这样说："如果大家都做同一个想象，我们比较容易交流。那么，选一个什么样子的情景呢？"通过大家的议论，可以把情景统一起来。在这个过程中，谁也不要强制别人改变，每一个人都可以发表自己的意见。

下面是一个片段的例子："野餐的情景很浪漫，我想象这是在黄昏，太阳刚刚下山，天还没有完全黑下来的时候。我们中间是刚点着的篝火，好像正要开篝火晚会。"A说。

"我觉得好像是在清晨，不像是黄昏。不过是像你说的那样，天是有一些光亮的，但是没有太阳。我们在准备早餐。"B说。

"我还是觉得应该是白天，大家围在一起，像大学里的假期一起去玩一样。"

"我想象的是一个原始人的祭奠仪式，好像是一个很神秘的仪式。"……

引导者要有意识地把大家的不同引向相同："这是一个天不黑的时候，但是也没有明亮的阳光，好像是早晨或晚上，或者就是白天但是天上有云。到底是什么时候呢？我觉得是早晨吧？"

大家都同意这可以是早晨，A提出异议说早晨大家不会有这样的聚会，但是大家说这反正是想象中的聚会，不是现实生活，就算在早晨也未尝不可。

一般来说，这样就可以渐渐把大家的想象统一。除非有个别人非常坚决地坚持自己的想象，不愿意随着大家的想象去想。这时引导者可以对这个人说："你的想象很好，也有道理，但是现在还是先按大家的想象继续吧。这并不是谁对谁错的问题，只不过是一个游戏。"

在大家统一了想象的情景后，引导者要他们想象每一个人拿出一些东西，放到圈子中间——假如圈子中间是篝火或者池塘，就放在篝火或池塘的边上。这些东西是引导者给大家的礼物。然后，每个人都说一下自己想象中拿出来的是什么东西。告诉大家，不要用脑子想，要放松地想象，想象出什么都可以，哪怕是很奇怪的东西也可以，但是不可以是脏的和破坏性的东西。

等大家都做完想象，把所有的礼物都集中在中间，放成一堆。然后，大家想象这一堆东西放在一起，非常吸引人或者好看。其中的宝石或黄金的光彩（或其他好东西的色彩）流动在这一堆东西之间，美丽的光流动在这礼物之中。

最后，是大家分享这些礼物，每个人想象在这一堆礼物中拿到自己想要的东西。

注意，在这个阶段，礼物的特点是每个人想象拿的东西都应该是这一堆中有的，不可以想象拿更多的。例如，这一堆东西中有黄金十锭、宝石一颗、黄瓜三根、酒一瓶、足球一个……A可以选择黄金十锭和足球一个，但是他不可以选择黄金十一锭，也不可以说要白银。但是，在A说他已经把黄金十锭都拿走后，B还是可以选择黄金十锭。也就是说，和现实生活不同，同一个东西可以让几个人都拿。

每个人可以说出为什么自己要拿这些东西，为什么喜欢或者需要这些东西。在这之后，所有的人围成一圈，手拉手，想象刚才礼物堆中的那种明亮的光在人们相互之间环绕流动，体会大家在一起时的友谊。

怎么对付"老烦"

"老烦"，女，50岁。她总是穿一套宽大的衣裤。"老烦"一天到晚都在整理东西，却怎么也理不清。不论什么时候，只要我们见到她，她总是在唉声叹气、怨天尤人。不是抱怨丈夫不管家务，就是抱怨儿子的屋子里总那么凌乱。

"老烦"的思维很混乱，你和她说些道理，就会发现这一点。很简单的一个道理，你和她说了半天，还是说不清楚，因为她根本就没有听你在说什么。"老烦"自己也知道这一点，因为她自己也觉得自己的脑子很糊涂。她还发现自己很健忘，经常丢三落四的。

"老烦"的生活死气沉沉，她找不到一个生活的目标。

在继续谈"老烦"的故事之前，先要说明我是怎么认识她的。

我知道大家都见到过像"老烦"这样的人，可是实际上"老烦"并不是一个真实的人，她是一个我在进行意象对话的心理咨询时，对方想象出来的人物。

在生活中，我们都有这样的感受：自己的性格不是单纯的，性格有许多不同的侧面。也许在有的场合，感到自己是一个内向天真而有点胆小的人。而和朋友在一起的时候，突然发现自己好像换了一个人，变得活泼、开朗，爱说爱笑。

做意象对话的时候，可以想象自己的心中活着一个个不同的人。这些人分别是自己性格的不同侧面。假如一个性格侧面像一个孩子，就会想象出一个小孩子的形象；假如一个青年人心中有一个性格侧面是老气横秋的，他就会想象出一个老人的形象。记得张爱玲在青少年的时候，就说过类似的话，说她的心里有一个伤秋的年华逝去的女性，这也难怪她一出手就有那么老辣的文笔。

一次，我为一个青年女性做这个想象。在我的引导下，她想象出了一个个不同性格的人：有英俊倜傥的青年男子，也有爽快的女孩……后来，"老烦"出现了。她想象出了这个 50 岁妇人形象，而就在这个时候，她的眉头皱了起来，一副烦躁不堪的样子。

这样，我认识了"老烦"——这个想象中的人物。

认识她以后，我回忆了过去的咨询，才想起来我应该说自己早就见过"老烦"。实际上，在每一个为生活琐事烦恼的人的心里，都有一个"老烦"。任何一个人，当她感到心里很烦乱的时候，感到什么都理不清的时候，怨天尤人的时候，都是"老烦"。

在《第二性——女人》一书中，西蒙·波夫娃描写过女性在婚后，特别是在做家庭妇女时候的种种烦恼的表现。记得她说过女人在做家务的时候，和灰尘在作斗争，但是地板擦干净以后，很快又会有灰尘，这个斗争是无休无止的，而且是消极的，因为在这个过程中没有创造，只有消耗。这时的烦恼就是"老烦"。

特别是结婚后，柴米油盐的琐事多了，少女的梦幻都被生活磨灭，"老烦"常常就会出现。

"老烦"这个形象是烦乱的象征，她不断地整理东西，实际上最需要整理的是她自己的心理，而这正是她理不清楚的——为什么本来

自知

是那么美好的幻想，也没有什么看得到的坏人破坏，也没有遇到什么大的灾难，就这样在平平常常的日子里变成了无聊而琐碎的现实？为什么本来是美丽的恋爱变成了争吵和厌恶？人生的意义是什么？

"老烦"是生活找不到意义的象征，是不知道还有什么可以追求的，是看不到未来有什么目标。"老烦"的形象都是一个年长的妇女，就是因为这个形象代表的是一个没有生机的心灵。

没有人喜欢"老烦"。做意象对话的来访者都希望没有这个"老烦"。因为在她没有出现的时候，来访者还有自己的快乐；而她一出现，来访者就被烦恼的阴云笼罩。

对付老烦的方法如下：

第一，切记不要理睬"老烦"。当"老烦"占据了心灵的时候，脑子里会冒出许许多多烦恼的想法，如果试图把这些惹人烦恼的想法想明白，你会发现你是在自寻烦恼。这时，人的心理状态烦躁不安，人不可能想明白任何问题。最聪明的方法就是不理睬这些烦人的想法。

第二，呼唤其他的性格侧面。在想象出来的许多人中，总会有一些性格开朗和明快的人。烦恼情绪出现的时候，应该想象一个性格开朗的自己出现，或者努力想一些过去快乐的事情。这样，"老烦"就会离去，或者说你的情绪就会好转。

第三，最根本的方法就是要有生活的勇气。要敢于寻找和追求自己的生活，让自己的人生富有意义，只要你觉得你的人生有意义，"老烦"就再也不会来烦你。

第十二章
意象解读——故事中的命与运

————＞

　　我们知道，传说、童话、神话和经典小说中的人物形象往往会是原型形象或者是有象征意义的。越是有影响力的传说或者小说，越是代表了很多人的心理经验。

　　人生中有一些事，是一代代的人都要经历的。虽然时代不同，人的服装不同，生活用具不同，虽然古人没有飞机、汽车，也不穿牛仔服，但是古人和今人在情感上的差异是不大的。离开亲人的忧伤和留恋是一样的；男女相爱时的喜悦是一样的；受到伤害后的心理反应也是一样的。因为人的心情是一样的。一个神话，一个故事，往往就是一种感情经历的描写。

　　通过讲故事，通过看故事中人的经历，可以得到很多启发。故事主人公摆脱困境的方法也同样可以借鉴。小说《鹿鼎记》的主人公韦小宝，在遇到危险的时候，不就是借鉴故事中的经验，想出好办法而化险为夷的吗？

自知

意象对话也可以用讲故事的方法开始，通过讨论甚至修改一个故事来启发听故事的人安然度过心理的危机。

心理咨询师要使用这个方法做心理咨询和治疗需要有较好的文学修养，阅读面应该比较广。还应该很善于分析这些故事和神话，能看清这些故事和神话背后的潜在意义。

第一节　善良者的悲剧：爱自己也很重要

有些人很善良，但存在一个缺点：不肯坚持自己的权利和争取自己的利益。

有的人在人际交往中，习惯于把自己放在一个受害者的地位，习惯于抱怨别人。比较典型的形象是过去的一部电视剧《篱笆·女人和狗》中的女主人公枣花，以及另一部电视剧《渴望》中的刘慧芳。她们虽然都很善良，但是都有一个缺点，就是不肯坚持自己的权利，不争取自己的利益。她们在和亲近的人交往的时候，总是暗暗抱一个期望："我这样善良，你也应该对我好一些。"而当对方没有这样做时，自己心中就会抱怨。虽然出于她们的善良，她们不愿意直接抱怨，甚至会忍辱负重，但是，还是不可能感化对方而按她们的希望去做。

刘慧芳式的女性常常会情绪抑郁。

这样的女性可以从刘慧芳的故事开始，通过理解这个故事，也通过在想象中改变这个故事而改变自己的部分做事方式，从而改变自己的人生。做这个练习的时候，最好是和另一个朋友或亲人一起做。

心理咨询师也可以从刘慧芳的故事开始，引导来访者理解，引导来访者改变刘慧芳故事的结局。

简单分析：刘慧芳或者枣花这类人的问题是不敢表达自己，不敢要求自己的利益。她们有一个错误的信念，就是"人不应该为自己活着"。于是她们就只为别人活着，例如，枣花嫁给她的第一个丈夫，是为了母亲。母亲爱这个丈夫的父亲，但是却不能和他结婚，枣花嫁过去，让母亲和母亲爱的人成为亲家，仿佛也亲近了一些。但是，她们不明白一个道理，即使她们想做一个善良的、自我牺牲的人，如果她们的生活不是自己希望的生活，她们也一样不快乐，而她们这种不快乐也会使身边的人不快乐。如果一个人"不为自己活"，实际上就没有了真正的自我，他的心就会渐渐死去。而这样一个没有活力、没有快乐、怨天尤人的人，怎么可能会给别人快乐？

弗洛姆等心理学家反复强调一个道理：人必先自爱，然后才会真正地爱人，才会真正为别人所爱。

故事中枣花的丈夫铜锁，在和枣花一起生活的时候，是一个非常暴虐的人。但是，在和枣花离婚，和另一个女性结婚后，却意外地成了一个很好的丈夫。如果体会一下这个男人的心理，就会知道枣花的错误。枣花不爱这个丈夫，心里对他很冷淡，但是在行为上枣花做得像一个无可挑剔的贤妻。丈夫感受到了妻子心中的冷淡，但是又找不出理由说妻子不好——毕竟连洗脚水她都亲自端到丈夫脚下。可是丈夫并不需要女奴而需要真的妻子，所以丈夫的烦躁无处发泄，就表现为暴虐。他心里的潜台词是"你表现得像一个女奴，我就像对待奴隶一样对待你"。

刘慧芳或者枣花这样的人，在错误的观念背后，是缺少勇气，是不敢爱自己真爱的人，不敢恨自己真恨的人。而她们缺少勇气，和家庭教育可能有关系。她们的父母也许不允许她们"为自己活"，要求她们牺牲自己。这样的女性如果真的想改变这种命运，需要的是坚持自己利益的训练。性格类似刘慧芳或者枣花的人，可以在故事的基础上做想象。主题是，有一天假如她们用新的方式做了一件事。例如，枣花有一天和暴虐的丈夫吵架了，结果会怎样？

她做这种练习的时候，最好和一个性格与自己不同的人一起做或者和心理咨询师一起做。她可以充分地想象，而那个和她性格不同的人也可以提供意见和想象。由于有不同性格的人在场，可以保证想象中会出现新的内容。而且，另一个人可以告诉一些她自己不知道的东西。例如，如果某一个枣花式的女性自己做想象，也许她会想象说："平时枣花对铜锁那么好，铜锁还打她呢，如果枣花有一天愤怒地和铜锁吵起来，铜锁会不会杀了她？"这样想了，这个女性怎么还敢让枣花改变？她还怎么敢改变自己？而如果有另一个人在场，这个人也许就会告诉她：铜锁大概不会杀枣花，也许铜锁会很愤怒，会大发脾气，但是，铜锁随即就哭了，他哭着诉说自己的烦恼，哭着诉说自己不被爱。而枣花对铜锁也会有新的感受……他们也许还是要离婚，但是双方之间却会增加相互理解和关心。

心理咨询师知道，让一个人改变自己的性格是不容易的。但是，在这个练习中，她不必一下子改变自己的性格，不过她可以实验一些新的行为方式，想象这个方式会带来什么结果。也许她会发现，某些过去没有想到的行为方式，或者某些过去不敢有的行为，反而会有很好的结果。这样，她的行为方式会有一些改变。

刘慧芳或枣花式的女性会发现，如果她们敢坚持自己的利益，她们的人际关系不但不会变坏，反而会更好。

第二节　图兰朵的谜：被男人伤害的女人

图兰朵的故事象征女性受伤后的心理反应：恨男人，继而诱惑又折磨伤害男人。

不久前，听人谈论过图兰朵的故事。图兰朵是中国的公主，她贴出一张告示，无论是谁，只要有人能解答她提出的三个谜，就可以娶她为妻。但是，答错了的人就要被斩首。

为什么图兰朵要这样做呢？据说，图兰朵的祖先是几百年前的一个公主，这个公主是一个宁静、温柔的统治者，然而她的国土被征服了，她自己也被一个男人无情地掠走。在那个残酷的夜晚，她的声音是如此的柔弱、绝望。图兰朵说："我要为无辜的她复仇，为她的呼号和死亡而复仇！任何男人也不能拥有我。"

这是一个传说，但是，如果用精神分析的方法做分析，就会发现实际上像图兰朵一样的女性、一样的事件在当下也还在不断地重演。

故事中发生在祖先身上的事情，在实际生活中也许是发生在其他人身上，但是也可能就发生在主人公自己身上。所谓"几百年前"的祖先，不过是要表达一种感觉，就是时间已经很久远。就像我们遇到一个很久没有见到的老朋友，谈起很久以前的事情，有时会有一种感觉是"恍如隔世"，这个感受在梦或者传说故事中就会改为"前世的故事"。

故事中的公主并不一定实际也是公主，公主不过是一个象征。每一个女孩子都觉得自己是一个公主。

几百年前公主的国土被占领，公主被掠走，这个情节如果用精神分析来做分析，很可能是被强奸的象征，即使不是被强奸，也是受到了男性的伤害。从故事中知道，被掠走的公主本来是一个宁静温柔的人，但是这个人死了。死象征着这个人不再是宁静、温柔的人。在现实生活中，类似的故事也经常重演。不谙世事的少女本来大多是很温柔的，假如她们的爱情生活很顺利、美好，也许她们的这个品质会继续保留。但是，假如某个人在感情上受到了很大伤害，例如被强奸或者被男友欺骗或抛弃，则这个温柔的少女就"死"了，她变成了一个新的人——图兰朵。

图兰朵出谜语，象征着这个女人把自己神秘化，让自己像一个谜。天真的少女不是谜，男人很容易看透她们，但是图兰朵这样不天真的女人则是谜，而谜一样的女性对男人是最有诱惑力的。她用这样的诱惑力来吸引男性，让男人们纷纷来试图解这个谜。

在生活中，经常见到这样的事情：一个在爱情中受伤害的女性反过来变得很有诱惑性，她交很多的男朋友，好像很随便的样子，但是实际上男人却并不能琢磨透她是怎么想的。她是一个谜，所以很迷人。

男人纷纷来解谜，但是解不出就会被斩首。这个情节所象征的意义是，这个女性会毁灭那些不了解她的男人。生活中，这些受过伤的女人就是这样，她们在心里恨男人，她们诱惑男人，又折磨这些男人，伤害这些男人。在折磨和伤害男人的过程中，她们得到了满足，觉得自己战胜了男人。

图兰朵像一个陷阱，像一个永远张大的饥饿的嘴，她要吞噬每一个被引诱来的男人。她是一个谜一样的神秘盒子，但是实际上盒子中什么也没有，只是空的，而这个空要靠吞噬男人来填满。图兰朵实际是一种心理创伤的象征，是女性受伤害后的一个心理反应。她试图用

"吞噬"男性来让自己满足，她只有在玩弄和虐待男性时才觉得自己有力量。但是，她最后会发现，这个玩弄和虐待男性的过程不可能让她的心真正满足，真正快乐。她还是会一如既往地感到饥饿。于是她也许会"吞噬"更多的男性，但是结果她还是一样饥饿。

如果把这个女人比作一个洞，这个洞作为陷阱用的时候，是永远也填不满的，但是，如果让这个洞中生长出一棵树，事情就不一样。图兰朵是一个"空"，空可以吞噬一切，也可以成为生长一切的来源。如果在这个洞中有树生长，她就不会感到空虚。

什么是树？树是爱的付出。受伤的女人不敢真的爱，这才是问题。如果她敢于付出爱，她就像那个陷阱中长出了树。她付出爱，才感到自己充实。假如她不付出而一味掠夺男人的爱，她会一直感到空虚。

没有永远不可以复原的伤，世界上的男人也不都是坏蛋。再一次真爱，是图兰朵的出路。当然，如果她幸运地遇见一个爱她的而且强有力的男人，她的爱的能力会更容易恢复。

意象对话可以做什么呢？很简单，建议这些女性想象自己是一个陷阱、一个洞。她甚至可以想象，过去这里有一棵树，后来树被一个可恶的男人拔走，留下了一个洞。想象现在新的树苗在这个洞中生长，渐渐长大。在做这个想象的过程中，她也许会有种种的顾虑和恐惧，例如，恐惧是不是还会有人拔走新长的树。这时，应该在想象中对自己说："现在的我是有经验的，知道辨别人的好坏，我不再会轻信一个男人，但是我也不应该拒绝好的男人。毕竟不是所有的男人都很坏。我不要害怕，新的树会健康成长。"

这个想象做许多次，这个女性的心理状态就可以得到调节，这对她以后的生活会很有好处。

自知

第三节　孙悟空到天宫去闹什么：自卑者的反抗

孙悟空是一个缺爱自卑的孤儿，他竭尽力量保护自己的自信和自尊。

我们都知道孙悟空是从石头中蹦出来的，后来学了一身本领。为了借（严格说是强抢）龙王的定海神针，被天神追捕。孙悟空本领超凡，天兵天将制服不了他，只好招安他。一开始他很高兴，但是后来发现玉帝给他的官很小，是很受轻视的角色，一怒之下大闹天宫。最后，被如来佛制服了。

从精神分析的角度，这个神话也同样是象征，它象征着某一种人的性格和他们的命运。出生在石头中，也就是说没有父母，这象征着幼年缺少爱和关怀。可以把孙悟空的故事说成是一个幼年缺少关怀的孩子的故事。

缺少关怀的孩子，有一种可能就是成为非常努力的人、非常渴望成就的人。由于他们缺少依赖的对象，他们只好独立，而且还需要让自己超众，这样才可以让自己有安全感。

在许多小说中看到了这样的人物，如司汤达小说《红与黑》中的主人公于连、路遥小说《人生》中的主人公高加林。在生活中也经常可以见到这样的男孩子，他们雄心勃勃，努力奋斗，希望有朝一日功成名就。这些男孩子对待生活的态度，总仿佛生活就是战斗。他们不知道，正是因为孙悟空抢了定海神针，才引发了他和天宫的战斗。同样，这些生活中的男孩子也是因为他们自己和别人的交往态度太具攻击性，才引起了别人的攻击。男孩子不知道这一点，他们会频频和别人发生冲突。他们的父亲、老师、老板都会和他们发生冲突。

孙悟空在被招安，被给了一个官职的时候，本来是很高兴的，这也和性格很反叛的"愤青"（俗语中愤青指愤怒的青年）一样。假如他们得到了社会的接纳，得到了官职，也会非常高兴。但是，假如这些愤青发现，他们的官职不够好，就像孙悟空一样只是弼马温，假如他们和孙悟空一样被轻视，他们也会和孙悟空一样大闹天宫。

孙悟空为什么在天宫闹事？是因为他觉得自己不被尊重。孙悟空如同一个孤儿，是很野性的，他实际上也是自卑的。他靠自己的本领得到了自信和自尊，他要竭尽力量保护自己的自信和自尊。假如被别人轻视，自尊受损，他是绝对不能忍受的，他只好闹事。孙悟空本领很大，他的老板玉帝没有办法，但是他不是全能的，他还是不可能为所欲为，因为这个世界有它的准则。

假如有读者的性格很像孙悟空，建议他看看孙悟空后来的故事。孙悟空后来和一个唐三藏、一个猪八戒、一个沙僧、一匹白龙马一起去取经，可以把这也看作一个象征。像孙悟空一样性格的人，如果想取到人生的真经，他必须学习合作。他需要和唐三藏合作，唐三藏有缺点，婆婆妈妈，脑子也不清楚，但是心地善良而且干事有决心。他需要和猪八戒合作，猪八戒很笨，但是也有优点，他热爱生活，天真不虚伪。他还需要和憨厚朴实的沙僧合作，需要和任劳任怨的白龙马合作，以克服自己好高骛远、没有韧性的缺点。

孙悟空是骄傲的，这不是坏事。但是，孙悟空如果不懂得和人合作，他永远也得不到真经，得不到真正的成功、真正的内心快乐和幸福。

根据心理学家阿德勒的观点，人多多少少都有自卑感，而人也会试图通过让自己非常优秀和成功来摆脱自卑。但是如果没有与人合作精神，这个人的性格还不可能达到完善，这个人也不可能真正幸福。

自知

假如孙悟空不停地闹，不停地战斗，他会幸福吗？不会。这个故事，可以供当代的孙悟空思考。

第四节　谁把白素贞压在塔下：恐妻和性功能障碍

《白蛇传》的故事可以说是一个弱的男性对强有力的女性的压抑过程。

《白蛇传》是一个脍炙人口的中国传统神话故事。说的是一个开药店的名叫许仙的人的故事。一天，许仙到西湖游玩，突然下起了雨，他在西湖的断桥边遇到了两个很漂亮的女子，通过借伞给她们，他和她们认识了，和其中一个叫白素贞的女子相恋并最终成为夫妻。但是许仙不知道，这两个女子是蛇变的。

许仙和妻子的感情很好。许仙遇到一个和尚法海。法海提醒许仙说："你身上有妖气，要小心。"但是，许仙不以为然。端午节，有一个传统习惯是喝雄黄酒，据说这酒可以辟邪。法海建议许仙拿雄黄酒给白素贞喝。端午节那天，许仙强劝白素贞喝了一些酒。白素贞不胜酒力睡下了。许仙半夜醒来，发现妻子变成了一条大蛇，不禁大吃一惊，竟然惊吓而死。白素贞醒来发现丈夫死了，很伤心。为救丈夫，她就去盗来起死回生的药物——灵芝。靠灵芝的药力，她救活了许仙。许仙活过来后很害怕妻子，为逃避妻子，他跑去找法海。白素贞试图到法海的庙中夺回丈夫，和法海进行了一场大战，最后白素贞失败。后来白素贞被法海压在雷峰塔下。

执着于爱情的白素贞得到人们的同情，所以压她到塔下的法海被大家讨厌。南方人有一种说法，说螃蟹壳中的一个人形的部分是法海。

从这个说法可以看出，大家是多么恨法海。

但是，在我看来，说法海是镇压白素贞的坏人，似乎不是很公平。因为从象征意义上分析，在这个故事中，抛弃并镇压白素贞的应该是许仙而不是法海。

《白蛇传》的故事，从精神分析的角度，可以这样分析。蛇有许多象征意义，象征意义之一是女性的神秘和女性的性欲望。许仙看到妻子变成蛇而很恐惧，从象征意义上说，是指许仙发现妻子的性的潜力，感到很恐惧，而吓死，可以看作许仙的性功能障碍的象征。在心理咨询中经常见到这样的情况，男性的性功能障碍的背后是恐惧，是对妻子的恐惧。

白素贞找灵芝，救活了许仙。让我们看看灵芝的来源。

在中国的远古传说中，灵芝是天帝的女儿瑶姬所化。"我帝之季女，名曰瑶姬，未行而亡，封于巫山之台，精魂为草，实为灵芝。"而瑶姬又是怎样的性格呢？瑶姬就是巫山高唐神女。这个高唐神女，喜欢楚王，就自荐枕席，和楚王行云雨之事。可见性行为是很开放的。所以，灵芝也代表了性的开放自然，不受约束的行为作风。

原始民族在性的态度上，本来都是比较开放的。女性主动荐枕也并不是什么羞耻之事。原始民族的人们心地纯洁，没有肮脏的念头，所以性虽然开放却不让人感觉淫秽。瑶姬、灵芝、高唐神女，以及白素贞在这方面是一脉相承的。白素贞用灵芝去治疗许仙，实际上不是偶然，因为许仙的心理障碍就是在性态度上的障碍，当然要用瑶姬精神来治疗。不幸的是这个治疗不完全成功，许仙虽然复活，但还是害怕白素贞，也就是说还是害怕性，于是他求助于作为禁欲象征的法海，并压抑了白素贞，也就是说压抑了女性的性表现。

自知

还可以更进一步分析，这不仅仅是男女性心理不和谐的表现，还是男女性格不和谐的表现。白素贞不仅仅代表性的强势，她的性格也是很强的，她主动、自信、坚强、有主见。而许仙则是一个胆子不大、性格优柔寡断的男性。这样的男性实际上也很害怕坚强独立的女性，在这样的女性面前，他有自卑感。所以，《白蛇传》的故事也可以说是一个弱的男性对强有力的女性的压抑过程。蛇也是坚持精神的化身，"千年等一回"的执着正是蛇的写照，也是白素贞性格的写照。

　　假如读者自己刚好是白素贞式的人，这个故事要告诉你的是，不要纠缠许仙这样的弱男人。因为他没有和你一样强的力量，不论是性还是精神上都会出现不和谐。如果你自己刚好是转世许仙，你还是应该加强自己。你应该想象自己通过风雨磨炼成了一个顶天立地的男子汉，同时在生活中也以男子汉的精神立志自强。这样，你不仅更能得到白素贞的爱情，做人也将更有力量。

母亲的眼泪

　　曾经有一个鬼片，其中有一个情节，很符合心理学原理。故事的女主人公有很严重的胃病，每天胃都要痛，而且是剧痛，她吃了很多药，可是并没有好转。后来，她在家里遇到了鬼，是一个小女孩，一个怨鬼。这个小怨鬼是女主人公当年怀孕时打掉的孩子。小怨鬼为了下一次的投胎，一直等在这里，可她的妈妈就是不肯要孩子，小怨鬼心里充满了对妈妈的怨恨。

　　后来，她终于等到了机会，可以报复她的妈妈。在妈妈胃疼的时候，她毫不留情地将鬼爪直插进妈妈的胃里，她想杀了妈妈，可是，她的狰狞的鬼爪在妈妈剧痛的胃里转过一圈之后，就缩了回来。她没杀妈妈，相反，她却治好了妈妈的胃病。因为她发现，妈妈的胃里有一个洞，那是母亲的眼泪一次次地滴下来，滴穿的一个洞。妈妈是爱她的，小鬼不再恨妈妈了，她弥补了那个洞。

　　我曾经接过一个咨询，与这个鬼片的内容简直如出一辙。来访者叫阿琪，她来找我咨询的时候，有着很严重的心肌炎。当然，她找我的目的并不是为了治疗心肌炎，因为我并不是一个内科医生。只不过偶尔在治疗中，我注意到了她的心肌炎。她的病时好时坏，有时甚至不得不中断咨询。她住院、吃药，看有名的医生，但总不见好转。一般来说，如果一个人得了治不好的怪病，当然是在经过正规医院的治疗后，仍然不见好转，就应该考虑去找心理咨询师。

心理疾病会造成生理的不适，甚至是身体的疾病，早已是一个不争的事实。问题是没有人认为这是一件很严重的事情，就好像容易紧张的人，手脚就比较容易冰凉，争强好胜的人最容易得鼻窦炎一样。在我们身边，这样的事每天都在发生，只不过它太普通。我们当它是下雨刮风一样，自然地出现，自然地结束，没有人觉得有什么不对。就像阿琪，她一直认为是自己工作太忙，太过虚弱才得了心肌炎。

其实，以前我也不太相信心理的问题会影响到身体，听起来似乎很玄。直到有一回我谈起一位认识的朋友，讲了一点他日常的琐事，同座的一位心理学家立即问我："他是不是有膀胱癌？"我惊异得张大了嘴巴，因为这位朋友刚刚出院，刚刚动完膀胱癌手术，而且，这位心理学家绝对没有可能认识或听说过我的朋友。如果说这一例是偶然，但下面的案例却足以说明这一点。某人一直便秘，而且很严重，经过心理分析，发现了她的病因，她一直有一个很不好的习惯，就是生气的时候绝不说话，把愤怒全部憋在肚子里。她觉得生气的时候，说的话也很伤人，久而久之，养成了习惯，表现在生理上，就是便秘，之所谓"不放"也。后来，在心理学家的帮助下，她注意改变自己的这种不良习惯，便秘很快就好了。也就是经常说的"有话就说，有屁就放"，听起来很俗，但说的就是这个道理。

在开始做咨询之后，我发现越来越多的人都有这样那样的习惯，正是这些习惯导致很多生理的不适，或者干脆是疾病。在对阿琪的数次咨询之后，我越发坚信我的判断：阿琪的心肌炎与心理有关。后来，我们找到了阿琪问题的根源，原来两年前，她曾经流产过，得心肌炎恰好在流产之后。

不管你信不信，女人的母性就是天生的，尤其在她开始怀孕的时候。也许她不肯接受这个孩子，也许她有一万个堂堂正正的理由，可以不要这个孩子，但母爱却是原本就有的，它是在潜意识中。于是在潜意识中，她"心疼"这个孩子，而这个心疼就成了她的心肌炎。

阿琪当时很有理由不要孩子，因为她一切尚未安顿下来，如果要了孩子，阿琪的一切努力就白费了。当时，阿琪认为自己是因为流产之后，未得到很好的休息，当时只顾着忙后续的工作，她几乎无暇去考虑其他的事情，造成了身体亏损，才会得心肌炎。

当然，我并不是在说，所有流过产的母亲都会得什么胃痛、心肌炎之类的病症，关键的问题在于她是不是接受她的痛苦。前面所讲的小鬼的母亲，她认为自己是绝对不喜欢小孩子的，当然她认为自己不该痛苦，因为她根本就没想过要一个孩子。而阿琪呢？同样地，她也觉得自己很有理由不要这个孩子。既然这么有理由，还有什么好痛苦的？她当时有那么多烦心的事情，怎么会顾得上去考虑痛苦不痛苦呢？

阿琪当时没有否认我的话，当我说"心肌炎其实是母亲心痛的感觉"时，她哭了。她说，实际上她一直觉得这个孩子会是她最好的一个孩子。流产的时候，她很遗憾。但没有办法，她一直觉得自己当时的确不能要孩子，所以根本就没有太在意。这也就是阿琪的症结所在，因为她一直觉得自己有足够的理由，可以不要这个孩子，意识中，她非常明确这一点，但潜意识中，心痛是的的确确的。但意识在压抑这种痛苦，因为意识是不痛苦的，或者说，它并不认为应该痛苦。有时，我们的意识和潜意识其实像不认识的两个人，在潜意识中，阿琪很爱这个孩子，虽然未曾谋面。打掉这个孩子，在潜意识中，是很痛苦的。潜意识中的痛苦是说不出的，它只会用象征的方法来表现，心痛，自然是心脏要出问题，所以会得心肌炎。正如有的时候，当我们非常焦虑时，会觉得头痛一样，我们经常说的"这件事情真让我头痛"就是这个道理。阿琪一直以为是流产以后，自己没有休养好，才造成了身体上的损伤。这是自己的解释，其实很多时候，我们并不知道自己为什么这样，为什么那样，但已经这样或者那样，当然要有一个说得过去的理由才是，而且是一个天衣无缝的理由，这牵扯到心理学中的另一个概念——合理化解释。阿琪就给自己一个非常合理的解释：因为没有休养好！这样就说得通为什么会得心肌炎。如果当时她知道自己其实是心痛的，是为了这个孩子，那么她的病实际上就不会这么严重；相反，如果她知道自己的痛苦，让这个痛苦有一个发泄的机会，可能很快就会没事。可惜的是，人们并不是什么时候都能够了解自己的。

　　阿琪明白了这些以后，通过一些心理学小技巧，心肌炎很快就无影无踪。

　　如果你也有身体的某些痼疾，这些问题在医院几经治疗却不见好转，那你要看看自己，是不是也有什么不好的习惯，是你一直未注意的。也许，它就是伤害你身体的真凶。

参考文献

[1] [美]罗伯特·L·索尔索.认知心理学 [M].黄希庭，李文权，张庆林，译.
北京：教育科学出版社，1990.

[2] 车文博.心理学原理 [M].哈尔滨：黑龙江人民出版社，1997.

[3] [奥]弗洛伊德.梦的解析 [M].赖其万，符传孝，译.合肥：安徽文艺出版社，
1996.

[4] [美]埃里希·弗罗姆.被遗忘的语言 [M].郭乙瑶，宋晓萍，译.北京：国
际文化出版公司，2001.

[5] [法]列维-布留尔.原始思维 [M].丁由，译.北京：商务印书馆，1987.

[6] K.R.詹姆森.情感性精神病和创造力相伴相生，摘自"往来心理世界网站"

[7] [美]霍尔，等.荣格心理学入门 [M].冯川，译.北京：三联书店，1987.

[8] Suler，John R.*Imagery Ability and the Experience of Affect by Free Associative Imagery.Journal of mental imagery*，Apr9（1）101-110，1985

[9] Lyman，Bernard. *A Experiential Theory of Emotion: Agpartial outline with Implication for Research*.Journal of Mental Imagery，Win8（4）77-86，1984

[10] [美]鲁道夫·阿恩海姆.视觉思维：审美直觉心理学 [M].滕守尧，译.北京：
光明日报出版社，1987.

[11] [美]艾伦·弗朗西斯，迈克尔·弗斯特.精神自诊手册 [M].胡东霞，译.海口：
海南出版社，2000.

[12] [瑞士]皮亚杰，英海尔德.儿童心理学 [M].吴福元，译.北京：商务出版社，
1986.

自知

[13] Westmann，Rainer，et al.*Relative Effectiveness and Validity of Mood Indusing Process: A Meta Analysis.European Journal of Social Psychology*，Jul–Aug 26（1）557–580，1996

[14] 王溢嘉，严曼丽. 夜间风景梦：一位心理医生谈梦与人生 [M]. 呼和浩特：远方出版社，1998.

[15] Gerrards Hesse，Asrtid，et al.*Experimental Indusions of Emotional State and their Effectiveness: A Review.British Journal of Psychology*，Feb 85（1）55–78，1994

[16] [美]Bernie S.Siegel. 关爱·治疗·奇迹 [M]. 邵虞，译. 北京：中国轻工业出版社，1999.

[17] [美]R.G.Miltenberger. 行为矫正的原理与方法 [M]. 胡佩诚，等译. 北京：中国轻工业出版社，2000.

[18] [美]Richard S.Sharf. 心理治疗与咨询的理论及案例[M]. 胡佩诚，等译. 北京：中国轻工业出版社，2000.

[19] 梁漱溟. 人心与人生 [M]. 上海：学林出版社，1984.

后记

我想你也常遇到这样的事情：在梦里作了一首诗，而且感觉绝对是一首好诗，但是等醒过来，再想回忆那首好诗，却怎么也记不全。而且就是剩下的几句诗也如同盛夏中的一片冰，一会儿就变得看不见。我还在梦中做过曲、画过画，假如梦可以打印下来或者录音，我想我也可以骄傲地自称天才。不幸的是，梦好像加入了版权的什么条约，完全不可能被复制。所以醒来后，我记得的只是：我在梦里作过很好的诗。

意象对话的过程很像一个白日梦，一个由两个人同时做的，有心理调节作用的梦。而且这个梦是可以录音的，不幸的是我生性疏懒，也不记得录音。所以，在写这本书的时候，想回忆一下以前做的一次次意象对话，能回忆起来的只有不到百分之一，也许只是千分之一。真是很令人惊讶，曾经是那么惊险的意象对话，曾经是那么绝妙的故事，曾经是那么强烈的爱恨悲欢，竟然在这么短的时间里就忘得一干二净。也许是现在的记忆力太差了？还是因为这本来就是梦一样的东西，像梦一样容易忘却？

在写这本书的时候，非常遗憾地想：假如当时留下记录，本书中会有多少有趣而生动的故事啊！那个女孩的"可怕的无形空间"是怎样的？那个女性的"地狱之旅"似乎很形象且恐怖，但是我已记不住细节。而记住的东西，也有一些是不可以说的。结果，我只好像目击海市蜃楼的小孩子对妈妈说的一样："妈妈，刚才天上真的有楼房，有好多穿怪衣服的叔叔和阿姨，还有好多奇怪的东西。真的，不骗你。"

意象对话中有很多东西，真的，不骗你。

我是一个好奇心很强的人，一开始研究时，好奇的成分大过要发现什么有用的心理咨询方法。不过，意象对话在心理咨询和治疗中的作用也很让我满意。我不过是采了一朵"野花"，却发现它是很好的草药。我也很愿意让心理咨询和治疗界的同行来试用该药物，品味它——假如不喜欢，也不妨批评它。我也很希望得到同行高手的指正。

做心理咨询和治疗的研究过程，实际上是一个自我探索、自我调节的过程。在这个过程中，我自己也受益匪浅。经过几年的意象对话，再回到生活中，我好像蜕了一层皮，蛇或者蚕蜕皮都会长大，蝉蜕皮是由蛹变成了成虫，我想意象对话也让我长大或变成了"成虫"。过去的我是有些以自我为中心的，而意象对话让我直接能体会别人的心，体会别人的喜悦和痛苦，我越来越明白对一个心理学者来说，聪明固然有用，但是更重要的是要懂得爱。这也是意象对话给我的教导。我想既然我可以得益于意象对话，别人也会从中得到收益。

本书的写作过程也经历过波折，计算机硬盘曾经坏了，那时我又没有往软盘上复制，结果许多写好的内容被毁。只好重新写。现在终于写好，但是对本书我还是不够满意。不过也罢了，我只需要把大致的内容说清楚即可。

相信读过本书的各位同行和心理学爱好者会比我有更多的发现。

感谢释迦牟尼、老子、孔子等觉悟了天地之道的人，感谢弗洛伊德、荣格、马斯洛等先行者。没有他们，我绝不可能有如今的领悟。

感谢所有我的来访者，感谢他们对我的信任。我有时甚至感到是他们在替我承受苦难，以此苦难作为代价，帮助我和整个人类寻找心灵成长的道路。

感谢廖志祥、盖拉赫、哈格、曾性初等老师，以及与我合作过并对我有过很多启发和支持的所有家人、同学、朋友。感谢左辉在我写作期间给予的帮助。

本书虽然是出自我的手，但是我绝不可以说它是我的产品。它只是在我的心中成长的一棵树，种子是播种者种下的，而这粒种子的成长，离不开给予我心雨、阳光、暖风的人们。

如今很高兴看到，意象对话从一粒种子成为一棵幼树，小树又渐渐长成大树。顺利的话，意象对话会越来越茁壮。未来如何，不是可以预料的。但还是要怀着美好的祝愿，这个祝愿就是：愿挣扎在痛苦中的人们早日得到解脱。

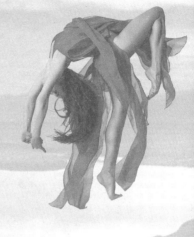
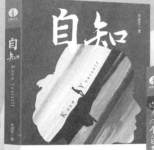
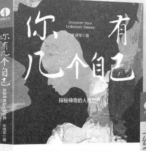
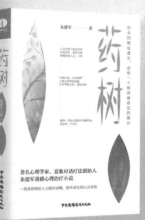